DANIEL TANGONA

UN CAMINO SIN EXCUSAS

FITNESS HOLÍSTICO

UN CAMINO SIN EXCUSAS
es editado por
EDICIONES LEA S.A.
Av. Dorrego 330
Ciudad de Buenos Aires, Argentina.
E-mail: info@edicioneslea.com
Web: www.edicioneslea.com

ISBN: 978-987-718-636-9

Primera edición. Impreso en Argentina.
Esta edición se terminó de imprimir en
Agosto de 2019 en Arcángel Maggio - División Libros

Tangona, Daniel
   Un camino sin excusas : fitness holístico / Daniel Tangona. - 1a ed . -
Ciudad Autónoma de Buenos Aires : Ediciones Lea, 2019.
   192 p. ; 23 x 15 cm. - (Alternativas)

   ISBN 978-987-718-636-9

   1. Fitness. 2. Cuidado del Cuerpo. I. Título.
   CDD 796.09

Les dedico este libro a los lectores. Estoy inmensamente agradecido de que lo tengan en sus manos. Deseo con fervor que sirva para dar ese puntapié transformador hacia una vida plena y gloriosa.

Agradecimientos

Empecé a escribir este libro apenas terminé el primero, soñándolo y garabateándolo en todo tipo de papeles y cuadernos. Craneando ideas en todo momento y lugar. Fue naciendo en trayectos en auto, días de gimnasio, madrugadas y noches desveladas, cafés que aparecían en mi camino, viajes a países desconocidos. Cada paso que di fue fuente de inspiración para este libro que hoy está en tus manos.

Y a la vez, siento que llevo más de cuarenta años escribiéndolo. Porque es un libro de aprendizajes y reflexiones de toda una vida, que pretende acompañarte en este proceso complejo y disruptivo que es vivir. Quise que puedas descubrir que las capacidades son ilimitadas, y que, si pasamos por esta vida con un propósito, dejaremos mucho más que un recuerdo: dejaremos un legado.

Pero estos cuarenta años de profesión y estos últimos tres de escritura concreta no hubieran sido posibles sin algunas personas a mi alrededor. Así que aquí van mis profundos agradecimientos para ellos.

A mi madre, Elena, porque nada de esta pasión hubiese existido sin ella.

A mi padre, Antonio, que me inició en este camino cuando me permitió conocer el mundo de la lucha grecorromana a través de su entrañable personaje de "La Momia" en Titanes en el Ring.

A mis tres hijos, Facundo, Belén y Francisco, mis principales maestros.

A mi mujer, Gabriela, verdadero y anónimo sostén de una vida agitada.

A mis tres nietos, Julieta, Sol y Sebastián, que me hicieron enamorar más aún de la vida.

A las Tangona, alumnas desde hace treinta maravillosos años.

Al doctor Gabriel Lapman, quien me hizo conocer a Robin Sharma.

Al Doctor Luis de la fuente, médico cardiólogo, y a todo su equipo, que cuidan de mi salud.

A Porfirio Aquino, porque con sus largas charlas me demostró que había algo más en mí que un clásico entrenador.

A mis seguidores de cada madrugada en las redes.

A la prensa, que me convoca permanentemente para transmitir lo que me apasiona.

A Vicky Guazzone, sin ella este libro no sería posible.

A Carolina Di Bella y Ediciones Lea, que se interesaron por acompañarme en este cambio en mi vida.

Al doctor Jorge Cámpora, que ordenó mi camino.

Y a Ocampo Club de Entrenamiento, que hace treinta años cobija todas mis locuras.

Prólogo

por Pacho O'Donnell

Entrenar con fierros en la vejez

Mi pasión por el entrenamiento no surge de lo deportivo, sino de la enfermedad: hace algunos años me diagnosticaron una insuficiencia cardíaca severa, y mi médico, el doctor Javier Marino, me recomendó hacer algunos ejercicios para fortalecer las partes del corazón que habían sobrevivido al infarto. Así fui estirando los límites del esfuerzo hasta hoy, que trabajo con pesos considerables.

Mi función cardíaca ha mejorado, han desparecido los accesos de asma que me atacaban de tanto en tanto, y el colesterol, la presión arterial y el azúcar en sangre se mantienen en niveles normales. No me asustan las palabras "viejo" o "vieja", y me resisto a que se las connote negativamente y deban ser sustituidas por otras más "lindas" como anciano, tercera edad, gente mayor, etc.

La vejez está asociada al deterioro, pero no hay razón para ello más allá de lo que impone la biología. Lo que sucede es que asumimos el decreto social del consumismo: como tenemos poca capacidad de compra por nuestros exiguos recursos, la sociedad capitalista de consumo nos considera material de descarte. Pero mi experiencia es que el cuerpo, la energía y la sexualidad están allí, a la espera de que vayamos en su búsqueda.

Supongo que nadar, pedalear y correr pueden ser beneficiosos. No los he practicado. Sospecho que solo tienen efecto positivo si se los practica con constancia e intensidad. Pero no ignoro que los costos, las distancias, el clima y el tiempo que insumen los hacen más difíciles de practicar correctamente. Debo confesar que desconfío del efecto de caminar, lo siento demasiado light y fácilmente descartable en días de calor, de frío o de compromisos "insoslayables". Aunque es obvio que, en algunos casos de enfermedad avanzada, caminar un trecho, solo o con ayuda, puede significar una hazaña y un progreso.

El entrenamiento primordialmente con "fierros", que es el que practico, impone una docencia y un asesoramiento por parte de un profesor capacitado que impondrá los mejores ejercicios y la mejor manera de realizarlos. Es por ello que es muy aconsejable la concurrencia a un gimnasio. También será indispensable la opinión médica acerca de los límites del esfuerzo y el movimiento.

El entrenamiento con pesos y resistencias, con fierros, tiene la ventaja de que puede ser desarrollado a solas, en el hogar. Es además el deporte más barato, pues mancuernas y barras no solo son muy económicas y pueden ser compradas usadas, sino también porque Internet enseña cómo hacerlas uno mismo. Y hasta existe la posibilidad de cruzar una barra resistente para colgar en algún pasillo o afirmar en el marco de alguna puerta.

En el hogar se puede entrenar con días y horarios fijos. Pero lo que yo hago es incorporar el entrenamiento con pesos en la cotidianeidad y hacerlo en los ratos vacíos: en vez de fumar un pucho o hablar por celular, entreno. Miro el noticiero televisivo entrenando. Entreno mientras espero la hora de comer. También cuando me despierto. Entrenar mientras se mira un partido de fútbol equivale a casi dos horas de progreso corporal. Se pueden sumar 10, 5, 20, 40 minutos durante el día. Puede ser 40 minutos el miércoles, 65 minutos el jueves, 90 minutos el viernes. Como los ejercicios son repetitivos (por ejemplo, cuatro series de diez levantamientos del kilaje que cada uno sea capaz), es un buen momento para abstraerse y conectar con uno mismo.

En cuanto a la alimentación, como muchas proteínas, sobre todo pescado. Consumo suplemento con polvo de suero de leche (whey) y tortas de clara de huevo. También muchas frutas (en especial manzanas) y verduras (como tomate y espinaca). Y no fumo ni tomo alcohol.

Otra ventaja de los fierros es que producen muscularización. Mi sorpresa fue grande cuando comprobé que mi cuerpo cambiaba para bien, lo que quedó evidenciado en las fotos que subo a Instagram. Seguramente los músculos de alguien de 77 años no responden como si tuviese 20, pero responden. Mucho más de lo imaginable. Debo confesar que a mi edad estoy más conforme con mi cuerpo que en cualquier otra etapa de mi vida.

Finalmente, me gustaría compartir dos axiomas de mi entrenamiento:

- *No se puede luchar contra la muerte, pero sí pelearle al deterioro.*

- *El entrenamiento físico no se contrapone al trabajo intelectual. Por el contrario, la gimnasia eleva la oxigenación cerebral y dispara otros mecanismos de estímulo intelectual. Como bien lo demuestra Daniel Tangona en este libro.*

Cómo me convertí en un entrenador holístico

Es posible que este sea el capítulo que me resulte más difícil escribir de todo el libro. Y es que, a diferencia de los que siguen, en los que trataré de abordar temas y soluciones para otros, aquí debo analizarme a mí mismo. Sacar conclusiones personales no es fácil. Resumir el proceso de toda una vida, menos. Pero bienvenida sea la introspección, que a su vez también puede ayudar a otros a efectuar sus propios análisis y balances. *¿Por qué me es difícil?* Porque esto en lo que me convertí profesionalmente, este entrenador que cree que somos mucho más que nuestro cuerpo, es una mezcla de procesos conscientes e inconscientes que han ocurrido durante toda mi existencia hasta hoy.

Cuando pienso en lo que hago, lo primero que me viene a la mente es "felicidad". *Soy inmensamente feliz.* Lo soy incluso a las cuatro y media de la mañana, cuando en el silencio solitario de la madrugada me sirvo mi mate y pienso en el largo trayecto recorrido, y en la fortuna de estar en el camino que quiero. Esto es lo que me mantiene siempre empujando hacia delante.

Mi punto de quiebre

Tal vez el punto más claro de quiebre en mi filosofía fue una conversación con un amigo, Porfirio Aquino, a quien entreno desde hace quince años. Una tarde, sentados tomando un café, comenzó a hablarme del entrenamiento holístico, y cómo yo, por la forma que tenía de aproximarme a mis alumnos, había tomado naturalmente ese camino y podía profundizarlo. Se trataba de ver a las personas como mucho más que músculos, y entender que entrenar el cuerpo podía ser el comienzo de una revolución mayor. Yo no conocía el término holístico, y el concepto me dejó pensando.

Un poco antes, había publicado mi primer libro, *Las excusas engordan*. Y hasta entonces, nunca había leído tanto y con tanta afición. Pero empezar a escribir todos los días me hizo despertar una pasión nueva. Como todo lo que hago en mi vida, busqué aquí también una motivación permanente y profunda, y la encontré buceando en muchos otros libros. Y así, al tiempo que se publicaba el libro, mi cabeza empezó a abrirse.

Empecé a leer a gurúes como Robin Sharma, autor entre otros éxitos reveladores de *El monje que vendió su Ferrari*, y me di cuenta de que muchas de sus lecciones eran las que yo aplicaba a mi vida sin saberlo. Encontré un eje y una guía. Empecé a entender mejor por qué la gente no está interesada en cuidar su salud. Entendí que el bótox, mucho antes que exterior, debe ser emocional, y que el ejercicio es un buen camino hacia esto. Porque hay carencias, soledades y angustias que llevan a ese abandono y desinterés por el cuerpo. Y así, las palabras de mi amigo calaron hondo y me resultaron una guía. Por eso hoy estoy enfocado en este *fitness holístico*, donde lo que más importa es buscar un propósito y transmitir una mirada integral.

Llevo muchos años en esta profesión, y en esta cuenta regresiva de la vida, me gusta pensar que todavía estoy a tiempo de compartir mis experiencias y dejar algún tipo de legado. Además, si el 60 % de la gente es sedentaria, algo sigue estando muy mal. El mensaje no está llegando, o no lo estamos comunicando como deberíamos.

Hace un tiempo, fui a una entrevista con un posible alumno, y sus primeras palabras me impactaron: "Salvame la vida". Es un pedido fuerte, pero cada vez siento que estoy más preparado para responderlo. Porque no quiero entrenar gente para correr carreras o para la alta competencia, sino para enseñarle a cambiar los hábitos y cuidar su salud. Hoy me siento preparado para acompañar no solo desde lo técnico, sino también desde lo espiritual, psíquico, anímico y emocional. Aprendí que cada persona está librando una batalla de la que no sabe nada, y por eso es importante guiar desde el respeto y brindar una contención que vaya más allá del ejercicio puntual. Porque para cada batalla, el entrenamiento también puede ser un paso hacia la conquista personal.

Sin embargo, aunque este quiebre es claro desde hace unos años, también puedo decir que, desde mis inicios en el gimnasio Fisical de Martínez, quise marcar una diferencia en mi estilo. Veía cómo muchos alumnos se iban desilusionados porque no les prestaban la atención personal que requerían, y solo les daban una rutina básica ya armada. Sabiendo que cada uno es único, esto me parecía una locura y un destrato. Ahí fue cuando tomé la decisión más arriesgada de mi vida, y abandoné el sueldo fijo del gimnasio para lanzarme como entrenador independiente. Por suerte, los años me demostraron que fue un buen camino.

También entonces solía ver a los otros profesores terminar sus turnos y pasarse largas horas entrenando para engrosar sus músculos y así quizá parecer más respetables en ese mundo. Yo los miraba y dudaba un poco de si no debería hacer lo mismo, pero terminaba eligiendo volver a mis libros y anotarme en más cursos, apuntando a mejorar en lo intelectual. Estaba (y estoy) convencido de que somos mucho más que un físico trabajado.

Generar un círculo virtuoso

Decía antes que soy inmensamente feliz. Y es difícil definir la felicidad, de hecho, es una de las cuestiones más estudiadas y, aun así, más inasibles. Pero entre todas las definiciones que encontré, hay una que me gusta por encima de las restantes: *la felicidad es un estado subjetivo de bienestar.* Aunque en esta explicación faltan algunos matices. Porque si le preguntáramos a un grupo de personas que no hacen ejercicio físico ni trabajan su cerebro más allá de lo necesario y no tienen ningún tipo de enfermedad si son felices, utilizando la definición anterior, lo más

> **Estaba (y estoy) convencido de que somos mucho más que un físico trabajado.**

probable es que la mayoría conteste que sí. Por eso quisiera agregar algo más: *la felicidad es un estado de bienestar subjetivo sostenible en el tiempo.* Ahora esas personas deberán pensarlo un poco más antes de responder. Porque al introducir el factor de que algo sea sostenible en el tiempo, estamos hablando del futuro.

Todas las eras tuvieron sus epidemias, y la epidemia de nuestra época es el estrés, una afección íntimamente relacionada con la abstracción y la capacidad de imaginarnos el largo plazo. Entonces, *¿cómo lograr un estado de bienestar que incluya presente y futuro a la vez, si pensar en este último induce al estrés e impide disfrutar el momento? ¿Y cómo hacerlo cuando el estrés enferma física y mentalmente?* Parece un círculo vicioso, porque además para el ser humano es inevitable pensar en el futuro. Pero si no podemos evitarlo, entonces debemos ser conscientes del proceso y trabajar para que no nos genere ansiedad.

En este sentido, el equilibrio es vital, y mantener el cuerpo sano es el primer paso para lograrlo. Porque el cuerpo es como nuestro continente, el que nos sostiene y nos permite alcanzar todo aquello que soñamos y nos proponemos. Por eso, es muy difícil aspirar a cualquier situación a futuro si no nos dedicamos a cuidar ese continente. Y por eso mismo hablar de cuidar el cuerpo no es solo una cuestión de aspecto exterior y a primera vista frívolo, si no que implica lograr un "envase" que nos sostenga de la mejor manera posible durante toda la vida. Un cuerpo que esté siempre en su mejor versión permitirá alcanzar lo deseado con mayor facilidad. Y una vez que esta plenitud física se alcanza, podemos enfocarnos mejor en los siguientes desafíos y en el mundo alrededor.

Ciertos estudios sobre la felicidad llaman a ese momento de interés por el entorno y el mundo el "bienestar común". Sostienen que no es posible ser feliz sin tener en cuenta el universo que nos rodea (porque sí, la globalización lleva a que nuestro entorno realmente sea el mundo entero). Entonces surgen las ganas de hacer algo por el mundo, en la medida de cada posibilidad. Algo que nos ayude tanto a nosotros como a otros, en un círculo virtuoso. Y a eso mismo quiero llegar.

Está científicamente demostrado que si hacemos trabajar nuestro cerebro se beneficia nuestro cuerpo, y viceversa. Por ejemplo, cambia ahora mismo de mano el libro. Y cada vez que des vuelta una nueva página, hazlo con la otra mano. Este simple acto está creando nuevas conexiones neuronales. Por eso, hacer trabajar a nuestro cerebro o cuerpo es sacarlo de su zona de confort. Es una práctica muy valiosa y necesaria, pero que a su vez debe combinarse con el descanso para lograr un equilibrio. Para la mente, lo ideal para relajarse sería poder ponerla en blanco durante un lapso de tiempo. Si bien esto es muy difícil (y por eso no todos son capaces de meditar), existen distintas técnicas para acercarse a la idea. Personalmente, cuando veo a un alumno estresado, elijo darle una clase en la que no tenga nada de rutina, de intensidad media. Me concentro en la coordinación y la propiocepción, dándole trabajos

> **Un cuerpo que esté siempre en su mejor versión permitirá alcanzar lo deseado con mayor facilidad.**

que lo hagan estar presente. Dejo el trabajo imprescindible de fuerza para otro día. El mindfulness y las técnicas de respiración son otras herramientas útiles para darle un descanso a la mente (que ya veremos en este libro).

Existe un estado del cuerpo y la mente, muy estudiado por universidades de habla inglesa, llamado "flow". Podría traducirse como fluir, y es una instancia que se alcanza cuando el esfuerzo requerido para lograr algo es igual a nuestra máxima capacidad posible para esa tarea. Así, lo que estamos haciendo no es el medio para algo, sino satisfactorio en sí mismo. Cocinar, pintar, mirar por la ventana, escribir... todos son ejemplos de un estado no solo posible, sino necesario. Y como entrenador (y aún más como motivador), busco permanentemente el punto donde coinciden esa máxima exigencia con la habilidad máxima para esa tarea. Esto también puede interpretarse como una tarea de liderazgo, ya que se trata de encontrar la motivación justa para cada persona. Es que, si la actividad a realizar está por debajo de las propias posibilidades, sobrevendrán el aburrimiento y la pérdida de interés, mientras que, si está por arriba de lo que se puede realizar, surgirá la frustración con su correlato de estrés y ansiedad. En ambos casos, lo que ocurrirá es el abandono del plan a largo plazo. Y lo que busco es impartir un estilo de vida.

Por desgracia, mucha gente tomó el concepto de "flow" haciendo una traducción literal de la palabra sin el correcto estudio, aplicándola simplemente a "dejar que las cosas sucedan". Pero, como concepto científico, "flow" no es dejar que algo pase. Porque si dejamos que aquellas cosas en las que podemos intervenir (y mejorar) solo sucedan, no estamos haciendo lo mejor para nuestra mente y cuerpo. Más bien estamos yendo directo a una frustración. Y la única frustración buena es la que nace de haber hecho todo lo posible para lograr algo y no conseguirlo, ya que, aunque nos deje con un sabor amargo, también nos enseñará y nos hará crecer.

Todo esto vale para la vida en general, pero bajándolo a lo práctico, sirve para el entrenamiento físico y el mental. Es bueno sacar cuerpo y mente de la zona de confort. Y es mejor aún si se logra combinando ambos. Porque el no uso de nuestras habilidades no es inocuo. No es como una computadora con la cual no pasa nada si no la usamos. El humano, en cambio, necesita permanentemente cierto "nivel de uso". Pero lo bueno es que cuerpo y mente, casi siempre y tomados a tiempo, se recuperan con un costo monetario mucho menor que reparar una PC o una tablet. Aunque siempre hay que ir aumentando nuestro nivel de exigencia. Y la idea es disfrutar el proceso, sobre todo cuando se ha llegado a un nivel que contribuye al bienestar.

Nuestros antepasados caminaban, en promedio, 11 kilómetros por día. Obtenían sus piezas de caza principalmente por acecho y persecución. Y aunque, por

---

La única frustración buena es la que nace de haber hecho todo lo posible para lograr algo y no conseguirlo, ya que, aunque nos deje con un sabor amargo, también nos enseñará y nos hará crecer.

ejemplo, una gacela era mucho más rápida, el hombre, gracias a su elevada resistencia, podía alcanzar a este animal cuando aquel había gastado todo su glucógeno muscular y ya no podía correr más. También tenía amigos, para obligarla a correr hacia un determinado lugar, un buen par de ojos, un arma hecha con sus manos y la noción del comportamiento de la presa. Hoy, aunque no haga falta que tengas el estado físico para alcanzar una gacela, sí es un propósito interesante tratar de alcanzar en algún tiempo a esa persona que cuando caminas en la playa o el parque, siempre te pasa.

Una vida integral

No soy el entrenador más capacitado en el ámbito físico. Hay otros mucho mejores que yo si lo que se busca es la alta competencia o generar un cuerpo muy trabajado. *Yo busqué otro camino.* Utópico o no, busco el bienestar general de mis alumnos, encarándolo y abordándolo desde todos los ángulos posibles. Porque entiendo que una persona no se puede cuidar o entrenar por partes. Y así, trabajo a la par de otros profesionales, que van desde la nutrición a la neurología. *Creo en un entrenamiento integral.*

El holismo es la doctrina que propugna la concepción de cada realidad como un todo distinto de la suma de las partes que lo componen. O sea, realidades diferentes implican acciones diferentes, que a su vez actuarán sobre el todo. Cada uno es único, y requiere un entrenamiento que contemple sus muy distintas necesidades. Por eso, mi propuesta es el *fitness holístico*, que mientras pone en movimiento el cuerpo, moviliza también otras áreas del ser. Porque encontrar la motivación para comenzar a entrenar es un valor que puede replicarse luego a otros ámbitos de la vida. Una más saludable, pero sobre todo más plena. Una vida holística.

Cada uno es único, y requiere un entrenamiento que contemple sus muy distintas necesidades.

Capítulo 1

Enamorarse del lunes

Demasiada gente se pasa la vida esperando que llegue el viernes. Son personas que tienen su pico de sufrimiento el domingo a las seis de la tarde, cuando empieza a oscurecer, momento en el que sienten que se les cae el techo encima y no les queda más que pensar en el comienzo de semana al día siguiente. Y desde ese instante en adelante, no hacen más que soñar con el próximo fin de semana. Lo cual implica que, de siete días semanales, esa gente solo disfrute dos (y ni siquiera completos, porque la tardecita del domingo ya se la arruinan). Lo cual es menos del 30 % de la semana. Y mejor no hacer la cuenta de lo que representa en el año… Sin embargo, detrás de esta situación, se esconde un mensaje vital para aprender: el tiempo que se pasa mientras se espera ese viernes bendito también forma parte de la vida. Y cada día que pasa es irrecuperable.

Lo conté varias veces: cuando suena mi despertador, a las cuatro y media de la mañana, salto de la cama lleno de energía y ganas. *¿Cómo hago?* Tengo tantas cosas que quiero hacer que, si no me levanto temprano, no me alcanzaría el tiempo. Así que arrancar bien temprano es la mejor forma de exprimir el día. Y ahí está el quid de la cuestión: creo que a la mayoría de la gente no le gustan los lunes porque en verdad no le gusta lo que hace. No son personas apasionadas ni felices en sus trabajos. Entran a las nueve de la mañana a trabajar, atraviesan la jornada como pueden, se van a su casa, se bañan, comen, se obnubilan frente a la TV hasta cabecear de sueño y al día siguiente vuelven a empezar con la misma rutina. Si alguien está esperando que la semana se le escurra entre los dedos, lo que está necesitando es un cambio de vida, no que llegue el próximo sábado. Un cambio de colegio, de trabajo, de profesión.

Pensémoslo así: cuando comienzas a salir con alguien nuevo, haces lo posible para impresionarlo. Te vistes bien, usas tu mejor perfume, eliges con cuidado el lugar de la cita, y haces todo lo posible para que esa nueva persona se sienta a gusto contigo. Te sientes motivado o motivada, porque esa relación es nueva y radiante. Pero si el tiempo empieza a pasar, y las semanas parecen años, puede ser que esa relación se convierta en una rutina que termine aburriéndote. La realidad de tu vida no es esa novia o novio de los primeros tiempos, es el vínculo más tranquilo y a veces aburrido que dejaron los años. Porque el que tiene que cambiar y hacer

---

Si alguien está esperando que la semana se le escurra entre los dedos, lo que está necesitando es un cambio de vida, no que llegue el próximo sábado.

cosas nuevas para que el lunes sea distinto es uno mismo, no la relación.

Sé que no es fácil. Y en verdad, no vengo acá a decirte que renuncies mañana a tu trabajo. Vengo a proponerte, en cambio, que encuentres la zanahoria, es decir, el sentido que alegre tus días y te motive. Esto es lo que hago yo que, aunque amo mi carrera, también atravieso mañanas entre trámites y tengo clases que se me hacen eternas. Por eso, mientras hago mi trabajo, busco otras cosas en las que invertir mi tiempo que me satisfagan, nutran y me den placer. Por ejemplo, mañana a las nueve tengo una reunión en un diario, a las diez y media tengo que ir con mi mujer a la obra social para hacer un trámite y después tengo un turno médico. Pero al mediodía sé que voy a ir a una librería a buscar unos libros que encargué para mi hijo para el colegio, y además de llevarme esos, ya estoy pensando cuál llevaré para mí. Esta es mi zanahoria después de una mañana bastante aburrida. Entre las obligaciones, encuentro momentos para mí que me resultan un faro en el día.

Una hoja en blanco para tu agenda de entrenamiento

El lunes es una perfecta hoja en blanco. Es la soga que te salva, la posibilidad de empezar de cero. Vivimos buscando ocasiones especiales: "A partir del 1 de enero", "En mi próximo cumpleaños", "Después de las vacaciones", y en verdad cada semana llega con una oportunidad nueva y radiante para empezar aquello que nos proponemos.

Por caso, el lunes es un momento perfecto para empezar a entrenar. Es un día para ordenarse y comenzar, por ejemplo, a caminar. Puede ser arrancando con apenas veinte minutos, primero diez para un lado y diez para el otro (esta idea se la indiqué a una alumna a la que le parecía que cuarenta minutos era mucho. Le dije entonces que hiciera veinte para un lado y veinte para el otro, y eso le pareció mejor; hoy, ya lleva ocho años entrenando conmigo). O se puede empezar con una vuelta a la manzana, y después ver si el martes se agrega una o dos cuadras más. Dar el primer paso es la forma de comenzar a derrotar la pereza y la negación permanentes.

En este camino, tengo algunas recomendaciones para convertir ese primer impulso en un hábito duradero. Lo primero es que te armes una tribu. *Vincúlate con gente que tenga tus mismas necesidades de cuidarse y entrenar.* Coordinen horarios y momentos para salir a correr o hacer ejercicio juntos, pero también para mantener conversaciones, compartir un café y seguir inspirándose mutuamente. Sin embargo, *es importante que en ese grupo haya un líder* (incluso, si se tratara de un grupo de dos personas). Este líder será el encargado de mantener el espíritu y organizar la agenda, así como de preguntarles qué les dejó el entrenamiento y poder dotar a la experiencia de un valor más allá de lo transpirado y las calorías perdidas. También *pueden elaborar un plan de alimentación para todos.* La

---

Dar el primer paso es la forma de comenzar a derrotar la pereza y la negación permanentes.

premisa es encontrar un punto de conexión. Porque esto puede funcionar como un cable, que cuando se lo abre se descubre que tiene otros veinte cablecitos adentro y en esa unión está su fuerza. Trabajar en equipo es así; solo siempre se puede llegar, pero en grupo se llega más lejos.

Cuando se comienzan a planear estas metas, *es importante apartar a la gente tóxica*. Suele haber personas dando vueltas en nuestra vida que, como no pueden alcanzar sus propios objetivos, boicotean la energía de aquellos que se proponen los propios. Y así, el domingo te incitan a comer un poco más o a trasnochar, haciendo que la mañana siguiente sea el doble de difícil. O, cuando no, te invitan a postergar tu decisión con alguna excusa. Después de veinte años, hace poco me animé a dejar de dar clases a cuatro alumnos, sencillamente porque me hacían mal. Me levantaba temprano y con energía y apenas entraba a sus clases me estresaba y pasaba la hora sintiendo que estaba perdiendo el tiempo. No me escuchaban, usaban el celular o la TV, hacían los ejercicios sin pensar y a desgano… Y eso también roba el impulso y hace perder el foco. Así que me sinceré con ellos y conmigo y hoy me siento mucho mejor.

A la hora de elegir un ejercicio con el cual empezar a moverte, anímate a explorar. Hoy más que nunca las opciones son infinitas, ¡y alguna te tiene que gustar! Bailar, saltar, andar en bicicleta, nadar, correr, patinar, ir a pilates, saltar la soga, boxear, solo por mencionar algunas, y cada

---

A la hora de elegir un ejercicio con el cual empezar a moverte, anímate a explorar.

una de ellas con todas las variantes que las modas actuales les han ido sumando… Solo es cuestión de probar.

Y también te recomiendo adueñarte de un mantra. Para los que no saben, un mantra es un sonido poderoso y espiritual, cuyo fin, mediante la reiteración, es aquietar la mente y sus preocupaciones. De hecho, podría decirse que es una suerte de meditación. Nacida en India hace miles de años, la palabra proviene del sánscrito y significa la repetición de sílabas o palabras que, según se cree, tienen un poder sagrado y meditativo. Tu mantra podría ser algo como "hoy quiero ser feliz". La idea es que lo repitas en tu cabeza por la mañana apenas te despiertes, y que se transforme en un pensamiento que resuene en tu interior y te acompañe durante todo el día. Porque lo interesante de los mantras es que gracias a la repetición tienen el poder de instalarse en nuestro inconsciente y convertirse en parte de nuestros pensamientos guía. Como dice una cita muy conocida:

> **"Vigila tus pensamientos, se convierten en palabras;**
> **vigila tus palabras, se convierten en acciones;**
> **vigila tus acciones, se convierten en hábitos;**
> **vigila tus hábitos, se convierten en carácter;**
> **vigila tu carácter, se convierte en tu destino".**

> **Lo interesante de los mantras es que gracias a la repetición tienen el poder de instalarse en nuestro inconsciente y convertirse en parte de nuestros pensamientos guía.**

Puesto en positivo, tus pensamientos pueden conseguirte la vida que quieres.

Una cadena de valor que se extiende

Pero el lunes no es solamente el mejor día para empezar a entrenar. Porque una vez que decides adoptar las conductas del orden, éstas se extienden para el resto de la vida. El lunes no solo tiene que incluir elegir cómo entrenar, sino también con quien vas a tomar un café, con quién vas a charlar, cuándo y dónde vas a hacer el curso que has ido postergando, entre otras decisiones vitales. Salir a caminar es solo el primer objetivo de una larga lista cuyo fin es una vida mejor. Y en esta cadena, el lunes es la forma en la que puedes empoderar tus días.

Y si por alguna razón empezaste con el pie derecho, pero en cierto punto de la jornada perdiste la motivación, no desbarranques por completo. Piensa que el martes también existe, y que mañana siempre es un nuevo día. Te hablo del lunes como un ejemplo bien claro y limpio, ideal para empezar de cero, pero no te cierres a la posibilidad de que pueda ser un martes, miércoles o jueves. ¿Viste esa frase de que el tren solo pasa una vez por la estación? Yo no estoy de acuerdo. *Me gusta considerar*

Tus pensamientos pueden conseguirte la vida que quieres.

que hay muchas estaciones, y podemos subirnos o bajarnos en las que queramos y cuando queramos. Eso sí, alguna vez hay que subirse. Para vivir tienes todos los días, lo único garantizado es que cuando te mueras no habrá vuelta atrás. Y aunque suene duro, está bueno tenerlo presente. Porque cuando somos conscientes de que la muerte es algo que nos circunda permanentemente, empezamos a darle real valor a cada día, sea lunes, viernes o miércoles.

Capítulo 2

La medicina del estilo de vida

¿Te preocupa tu cuerpo? ¿O te olvidas de él cuando funciona bien y lo maldices cuando funciona mal? Según el doctor Joseph O'Connor, consultor internacional, coach ejecutivo y master trainer de PNL (programación neuro-lingüística), esta no es una actitud muy amistosa e implica que no estás escuchando sus mensajes ni en contacto contigo mismo.

¿Qué te está diciendo tu cuerpo en este momento? Mientras lees este capítulo, ¿qué te dice sobre tu bienestar físico, tu nivel de atención, tu digestión y tu psiquis? Existe una sintonía entre cuerpo y mente. Porque ambos son dos aspectos de un mismo ser: el ser humano. Es una labor conjunta, nuestro cuerpo influye en nuestros pensamientos, y nuestros pensamientos inciden a su vez en nuestro cuerpo. ¿O tomarías una decisión con cuarenta grados de fiebre? *Cuando funcionamos en total armonía, hablamos de equilibrio, congruencia; esto significa que somos seres integrales.* Es decir, que cuerpo y mente están de acuerdo.

La salud viene en combo, y para mantenerla y no fallar (y sobre todo para no abandonar en el camino este propósito), influyen muchos factores, como el nutricional, psíquico, social y físico. *Solo considerando la salud desde un punto de vista holístico es posible que sea sostenible en el tiempo.*

A menudo, nos tratamos a nosotros mismos como jamás trataríamos a los demás. Sería bueno pensar por qué lo hacemos. El modo en que una persona utiliza sus sentidos hacia el exterior, afecta a todo su interior, y esto tiene tremendos efectos en la salud. Sin esta estabilidad, es muy fácil sentirse deprimido y vacío. Tu estado emocional hoy es el fiel reflejo de tu salud. Lo importante es recordar que el cambio está en nosotros.

¿Cómo definirías salud? ¿Simplemente pensando en la ausencia de enfermedad? Estás equivocado. Debemos tratar el tema desde un punto más amplio. Según la Organización Mundial de la Salud (OMS), la salud es el completo estado de bienestar físico, mental y social, incorporando así el criterio de bienestar total. Es decir, es la armonía biopsicosocial de la que puede gozar una persona en la interrelación dinámica en la que vive.

Pensar en salud como bienestar total orienta las intervenciones hacia la mejora de la calidad de vida de las personas en tanto seres integrales, y esta mirada incluye y trasciende la simple prevención y el tratamiento de las enfermedades. Según la OMS, el goce máximo de la salud es uno de los derechos fundamentales de todo ser humano, sin distinción de raza, religión, condición política, social y económica.

La clave es descubrir y sentir la vida como una realidad y un proyecto del que somos protagonistas y responsables.

Reforzar la autonomía y la autoestima como realidades personales. También, relacionar la ecología con la salud, y desarrollar hábitos y capacidades para mantener un medio ambiente saludable. Muchas veces se requieren esfuerzos enormes para lograrlo, pero, después de todo, es para nosotros. Y lo que no hagamos por y para nosotros mismos, no lo hará nadie.

La verdad es que todos sabemos lo que tenemos que hacer para estar bien. Movernos un poco, comer saludablemente y hacernos chequeos de rutina son premisas que seguramente nos conducirán a buen puerto. Y, sin embargo, no se ponen en práctica. Tal vez se deba a la falta de motivación o quizá sean el resultado de la confusión reinante por la sobredosis de información en la que vivimos. Hoy en día, se han proliferado tantas teorías y escuelas como corrientes de fitness y alimentación, profesionales y cuentas de redes sociales.

También suele suceder que cuando alguien finalmente se decide y se anota en el gimnasio, no le prestan la correcta atención. Lo recibe un profesor que lo pone a hacer bicicleta fija durante cuarenta minutos mientras se queda charlando con su compañero o con alguna rubia de físico escultural. El recién llegado es apenas un número más en la facturación del gimnasio, y termina por irse descorazonado sin haber encontrado la contención que requería para mantener ese primer impulso de voluntad. Porque, aunque quienes hoy se acercan a los gimnasios (en su gran mayoría) ni siquiera van a sacar músculo, sino a moverse y tratar de pasarla bien, no hay esfuerzo que alcance si no te hacen sentir motivado.

La gente está cada vez más enferma. Los sanatorios y hospitales están llenos, desde pacientes con dolencias menores hasta con afecciones más graves. En muchos casos, evitables. Basta con ver lo que demoran los turnos para percibir a simple vista la saturación del sistema; si te citan a las diez, lo más probable es que te atiendan recién a las doce. Cada vez hay más enfermedades crónicas no transmisibles, como diabetes, obesidad e hipertensión, consecuencia directa de una mala calidad de vida, de la falta de prevención y cuidado. *¿No resulta ilógico que, aun cuando nos cuentan que caminar, comer un poco mejor y dormir más horas mejoran nuestra calidad de vida, no lo hagamos? ¿No es ridículo que más de la mitad de la población sea sedentaria?* Está claro que estamos haciendo algo mal, tanto los ciudadanos comunes como los profesionales, desde los médicos y nutricionistas hasta los entrenadores como yo. El mensaje no está llegando, y esto es muy preocupante.

Hace varios años, grababa un micro sobre salud y entrenamiento para C5N. Eran tandas de dos minutos que se pasaban entre los noticieros, y tuvieron mucho éxito. Todavía hoy la gente me comenta sobre algunas emisiones. Por estos días es difícil encontrar un programa de TV que se dedique a esto o al menos le otorgue unos minutos de atención. A duras penas hay alguno dando vueltas en el cable, un servicio al que no todos tienen acceso. ¿Por qué me parece importante? Porque es una forma de difundir datos concretos y correctos. Porque la mera indicación de "moverse" no es suficiente si no contempla formas y ejemplos. Hay que explicar el por qué, pero sobre todo el cómo. Y lo mismo pasa con el tema de la alimentación. Como ya dije, hay tendencias que se entrecruzan, pisan y confunden, y siempre es necesaria una voz que ordene las cosas y aclare el panorama.

Los pioneros

Hace ya quince años, en Estados Unidos, tomaron nota de esta situación. Desde entonces existe el *American College of Lifestyle Medicine*, que surgió con el fin de reducir, mejorar, prevenir y revertir las enfermedades crónicas no transmisibles. Esta entidad busca lograr que la medicina del estilo de vida sea una especialidad clínica acreditada, y que se imparta como parte del programa formativo de todos los médicos. Esta es una práctica que no se limita a prescribir medicamentos, sino también ejercicio y nutrición, entendiendo que es la suma de estos factores lo que puede realmente curar al paciente. Y así como prescribir medicación tiene su arte y sabiduría, también lo tiene prescribir ejercicio físico y un tipo de alimentación, porque somos todos únicos y requerimos indicaciones personales y a medida. Por eso es necesario que la medicina del estilo de vida se estudie, para que el médico que recomienda todo este "combo" sepa de verdad de qué está hablando y pueda hacer una diferencia sustancial. Se trata de una filosofía en absoluta sintonía con todo lo que quiero difundir en este libro, porque después de más de cuarenta años de profesión, estoy convencido de que el camino del fitness holístico es el único posible para un verdadero cambio de vida.

"La medicina del estilo de vida se sustenta en seis pilares", describe el doctor Gabriel Lapman, médico nefrólogo, cardiólogo clínico y especialista en hipertensión arterial, que está tan convencido de la disciplina que por estos días está creando la Sociedad Argentina del Estilo de Vida con otros cuatro profesionales. "Estos pilares son la nutrición, el ejercicio,

> **Estoy convencido de que el camino del fitness holístico es el único posible para un verdadero cambio de vida.**

las relaciones interpersonales, la reducción del estrés, el sueño y la eliminación de hábitos tóxicos como tabaquismo, alcoholismo, drogadicción y hasta adicción a los teléfonos". Entendiendo que las enfermedades crónicas no transmisibles como obesidad, diabetes tipo 2, hipertensión arterial, osteoporosis, algunos tipos de cáncer y principios de Alzheimer pueden prevenirse con una buena calidad de vida, y que representan el 70 % de las consultas médicas, esta disciplina busca proporcionar a pacientes y profesionales mayor información y claridad sobre la importancia de cuidarse y prevenirlas. O, en el caso de que ya existan, cómo tratarlas con más eficacia. "Lo que se propone es una reforma profunda de la salud, ya sea primaria, haciendo que no suceda la enfermedad; secundaria, que pueda revertirse, dándole por ejemplo herramientas a un hipertenso para que en el futuro pueda dejar de tomar su medicación; y terciaria, rehabilitando a las personas que tuvieron complicaciones mediante cambios en el estilo de vida", relata Lapman. Además de las afecciones ya mencionadas, estos cambios de hábitos orientados a una vida saludable también son muy importantes en la prevención y tratamiento del cáncer de próstata y mama, así como en la mejora de enfermedades cardiovasculares y autoinmunes.

La realidad es que, si un médico recibe a un hipertenso y solamente lo medica, es casi seguro que mantenga su condición, aun sin que esta se agrave. Pero si ese médico está capacitado para darle además indicaciones concretas para cambiar su alimentación y hábitos de ejercicio, sueño y manejo del estrés, entre otras pautas, esa enfermedad puede detenerse y hasta revertirse.

Hoy, así como existe el College norteamericano, existe también LALMA, la filial latinoamericana, y luego muchos países tienen la propia (por suerte, Argentina está en vías de unirse a este grupo). Estoy convencido de que se trata del futuro de la medicina, porque es el único camino para que el sistema de salud no explote por los aires. Muchísimos de los enfermos del mundo deben sus afecciones a los hábitos que llevan, por eso es lo más natural que exista una medicina que los atienda directamente. De otra forma, en unos pocos años, no habrá sistema sanitario que soporte la numerosa demanda.

Un camino largo pero promisorio

Creo, sin embargo, que el camino va a ser lento. Porque tenemos que trabajar sobre hábitos, algo arraigado profundamente a nivel tanto emocional como psicológico. Y porque la gente no valora la salud hasta que la pierde. Tengo muchos alumnos que llegan a mí recién después de que les diagnostiquen alguna afección. La triste verdad es que la gente está dispuesta a pagar el alto precio de enfermarse por no venir a una clase de gimnasia tres veces por semana (la cantidad ideal para hacer una diferencia). Algo que me frustra aún más cuando veo cuánto y cómo mejoran su calidad de vida una vez que se ponen las pilas, casi siempre a raíz de algún episodio grave.

Mi primer libro buscó ser una guía que todos los lectores tuvieran en la mesa de luz para acercarse al mundo del entrenamiento, casi como si tuvieras tu propio personal trainer en casa. Pero, hoy, después de todo lo que observo en mis alumnos y en mi entorno, busco profundizar e ir más allá. Por eso este libro. Tal como afirma la medicina del estilo de vida, creo que no somos solo músculos, sino también mente y alma, y en el trabajo integral de todos los planos está la única forma de lograr un cambio de vida real. Porque hoy sobre todo busco eso: cambiarte la vida, no el físico. O, mejor dicho, cambiar el físico para cambiar la vida.

Se piensa mucho que las nuevas generaciones son las que traerán los grandes cambios. Que su mente fresca y sin estructuras aportará nuevas soluciones a los problemas de siempre. Para mí, sin embargo, las nuevas generaciones van a ser las próximas infartadas a los 30 o 40 años. Basta saber que el 80 % de los adolescentes no realiza ningún tipo de actividad física. Yo veo chicos con escoliosis, cifóticos, nerviosos, ansiosos, durmiéndose en los colegios y en las reuniones familiares, sin energía para nada, comiendo mal y viviendo solo para las pantallas y las redes. Lo veo hasta en mi hijo, Francisco, y mi solución comienza con un buen entrenamiento. En casa tenemos las bandas de suspensión TRX, una bicicleta fija y otros implementos, y

> **Hoy sobre todo busco eso: cambiarte
> la vida, no el físico. O, mejor dicho,
> cambiar el físico para cambiar la vida.**

cuando veo que llega del colegio sin ganas de nada, lo pongo a moverse. Hace un poco de cardio, sentadillas, fuerzas de brazos y 40 minutos son suficientes para cambiarle el humor. Se pone contento, le da hambre y duerme bien de noche. El ejercicio le ordena la vida. Porque un chico que no gasta energía no come, no duerme, está histérico o de mal humor de manera permanente. Y el problema no se verá ahora, que tiene sus órganos maravillosos y jóvenes, sino dentro de unos años. Ser buenos padres también es prevenir ese futuro, y partir del entrenamiento para llegar a un resultado integral también es un buen método.

Es importante que tengamos presente que nunca es tarde para nadie. Por más arraigados que estén los malos hábitos, siempre estás a tiempo de cambiarlos. En Argentina, por ejemplo, tenemos el caso de Elisa Sampietro de Forti, una atleta que a los 73 años empezó a correr y a los 83 se propuso escalar el Aconcagua. Por mi lado, mi alumno Alberto de Armas, al que entreno desde hace veinticinco años, hoy con sus 78 está más vital que nunca. Pacho O'Donnell cambió su vida después de un infarto a puro ejercicio y voluntad (como lo cuenta en el prólogo de este libro). Y yo mismo, a mis 61 años, no puedo creer la edad que tengo y lo bien que me siento… Hay muchos buenos ejemplos, *lo que deben terminar son las excusas.*

Capítulo 3

La motivación
como práctica

La motivación como práctica

Siendo muy precisos, la motivación es el motivo o la razón que te impulsa a hacer algo. Es un componente psicológico que orienta, mantiene y determina la conducta. Y como tal, es un aspecto clave para una vida plena y feliz.

Pero la verdad es que la motivación puede ser muy fuerte y también muy irregular. Y esto puede suceder en una misma persona, incluso durante un mismo día o semana. Hay días en que nos levantamos con ganas de hacer muchísimas cosas y otros en los que sentimos dificultades hasta para mover un pie. En este caso, tampoco tiene estrictamente que ver con que nos guste o no lo que hacemos. Como dije, es una cuestión psicológica, y por eso tiene sus vaivenes. Pero hay algo importante a saber: la motivación también es una práctica, y se puede aprender a administrar.

A la mayoría de mis alumnos no les gusta entrenar; *me pagan por algo que detestan hacer.* Por eso, mi principal tarea al convertirme en su entrenador es motivarlos. Mucho antes que dejarles el cuerpo tonificado y fibroso,

> **La motivación también es una práctica,
> y se puede aprender a administrar.**

mi labor es hacer que terminen cada clase con una sonrisa y la satisfacción de una buena tarea cumplida. Hace unos días una alumna me dijo "vine contenta a verte", ¡y me alegré tanto! Porque es común que se vayan felices por haber podido entrenar, pero que lleguen con alegría es la mejor señal de que mi rol de motivador está funcionando bien.

En las clases grupales, la motivación pasa sobre todo por la diversión del grupo. No propongo nada técnico, no doy coreografías (creo que fueron el gran fracaso de la época, porque los que las podían seguir eran un segmento muy chico), hago pensar solo en lo que están haciendo. Básicamente, soy un loco que chifla, grita y pone buena música. La gente quiere ir a moverse, a cantar, a saltar. Eso es lo que busca el que está ansioso, deprimido, cansado de la rutina de su casa y el trabajo. Yo le propongo un lugar en el que descargar todo lo que tiene adentro. Podría decir que soy un generador de alegría y un vendedor de fitness.

En las clases particulares, en cambio, se trata más de leer a la persona y ver qué conviene hacer ese día para despertar su motivación. Cuando veo que un alumno llega con mala cara, trato de buscar la mejor manera de que rompa con ese estrés que trae dentro. Así, puedo hacerle practicar box pegando a la bolsa, nadar, caminar rápido en la cinta o hasta bailar. La idea es que, de a poco, empiece a soltarse y pueda encontrar alegría en lo que está haciendo en ese preciso momento, más allá del resto de su contexto. Mi objetivo es que se vaya con la sensación de haber revitalizado. Eso sí, lo que nunca le propondría es "vamos a tomar un café", porque sería boicotear la clase, que en verdad es la mejor forma de salir de ese mal día.

¿Escuchaste hablar de las endorfinas? Son neurotransmisores que se segregan por el cerebro y el sistema nervioso central a través de la sangre, generando sensación de bienestar, placer, euforia y felicidad. De hecho, tienen efectos similares a los opiáceos. Por eso, si estás en un mal día lo mejor es ponerse en movimiento. Y también cuando estás cansado y sin energía, porque el ejercicio sirve para resetear el cuerpo. Nuestro cuerpo es una especie de máquina que no puede estar enchufada a 220 volteos sin interrupción, así que cada tanto necesita reprogramarse. Ir al gimnasio es una manera de desenchufarlo, porque sirve de recarga. Es paradójico: pareciera que te saca mucha energía, pero pocas veces te sientes tan renovado y despierto como cuando sales de una buena sesión de entrenamiento.

Ya ves, la motivación para el ejercicio no debe ser solo tener un cuerpo esbelto. La auténtica motivación debería

---

Si estás en un mal día lo mejor es ponerse en movimiento. Y también cuando estás cansado y sin energía, porque el ejercicio sirve para resetear el cuerpo.

ser sobre todo la salud. Por eso, si alguien te promete cambiar tu cuerpo en una semana, diez días o un mes, no lo dudes y huye. En cambio, elige el entrenamiento con constancia que, aunque sea más costoso en los primeros días, después de ese entumecimiento inicial hará que tus músculos se empiecen a aflojar al perder la tensión permanente. Vas a sentir que no estás desesperado por atacar la heladera cuando llegas a casa ya que la ansiedad se quedó en el gimnasio. Vas a elegir mejor tus opciones de alimentación y, si antes te costaba dormir, hoy vas a apoyar la cabeza en la almohada y caerás rendido al minuto. Estos, que son los primeros síntomas de que el entrenamiento funciona, también deberían ser una gran motivación para empezar a moverte.

Tips para hacer de la motivación una práctica

Una de las formas de motivarse es encontrar argumentos que avalen lo que queremos (o sabemos que debemos) hacer. Pero también hay otras. A continuación, te comparto algunas herramientas que también pueden ponerse en práctica para mantener vivas tus ganas y entusiasmo, sea para ir al gimnasio o para cualquier otro propósito que tengas.

- **Define tus objetivos**
Escribe tus objetivos para que no se te olviden y puedas tenerlos presentes, desde cosas pequeñas ("quiero leer un poco esta noche") hasta metas más grandes ("este año

voy a bajar la grasa y mi nivel de colesterol"). Es importante llevar un registro de lo que queremos hacer, que a su vez puede indicarnos qué hicimos, y con esa realización motivarnos a seguir adelante. Si no, te conviertes en un barco sin brújula.

- **Sé agradecido**

A tu lista de objetivos deberías sumarle, cada día, una pequeña lista de dos o tres cosas por las que estás agradecido en esa jornada. Destacar cosas buenas que te pasaron (y que quizá sin este ejercicio no notarías) también es una forma de mantenerte feliz y motivado. En mi caso, cada mañana me levanto, muevo las piernas y los brazos, y pienso que, si pude hacerlo, ya debería estar agradecido. En mis charlas lo destaco: les pido a los asistentes que levanten una mano y luego la otra. En general todos pueden hacerlo, así que a continuación les digo "ustedes lo pueden hacer, ¿pero saben cuánta gente no?". Es importante registrar el valor de lo que tenemos.

- **Busca un mentor**

En lo que sea que quieras emprender, siempre es bueno tener a alguien que te guíe, porque no somos dueños de la verdad. Puede ser una persona que verdaderamente conozcas y con la que converses y te acompañe en vivo, pero también podría ser alguien que admires, como un autor o un emprendedor exitoso. Lo que un mentor puede hacer es ordenarte. El psicólogo a su vez tiene un psicólogo, y un personal trainer tiene un maestro, como yo tuve a Emilio Masabeu, que me enseñó a manejar y aprender del cuerpo.

- **Piensa en positivo**

Si sales a la calle pensando que vas a tener un mal día, seguro será un mal día. Existe un fenómeno llamado "profecía autocumplida", y tiene que ver con hacer una predicción que termina siendo la causa misma de que eso se cumpla. Yo, en cambio, salgo a la calle pensando que me voy a comer el mundo. E incluso cuando me levanto con el ánimo un poco caído, trato de alegrarme y enfocar en algo que me haga bien para cambiar el espíritu y encarar el día distinto. Como comenté en el primer capítulo, los mantras pueden ser de gran ayuda. Por ejemplo, podrías empezar repitiendo "hoy va a ser un gran día para mí".

- **Visualiza**

Es vital imaginar lo que quieres lograr y con el máximo nivel de detalle. Visualizar tus metas te acerca y te mantiene en foco, motivado y contento. Es como una meditación activa, que puede guiarte en el plano más inconsciente de tu mente. Un buen ejercicio es hacerlo apenas te levantas: primero dedicar unos minutos a estirarte y elongar, y luego ponerte a proyectar tus objetivos diarios, imaginándolos con gran precisión. A la vez, esto ordena el día y te permite comenzarlo con menos ansiedad.

- **Que la competencia te empuje**

Dicen que no existe la sana competencia, pero yo creo que sí y que, además, puede ser leal y enriquecedora. Si logras mantener tu eje y demostrar que eres bueno en lo tuyo, pero mirando de vez en cuando lo que hacen los demás para sentir ese pico de adrenalina que te inspira a querer más, diría que el efecto es bueno. Deberías poder pensar "qué ganas de ser como esa persona", y considerar que, si a él o a ella les va bien, también podría ser tu caso. Para mí, el éxito de cualquier profesión llega cuando puedes inspirar a los que están a tu alrededor. Recuerda que, si no lo haces tú, lo harán otros...

- **Aprende a decir que no**

Suena contrario a la motivación, pero decir a todo que sí boicotea el tiempo para las cosas verdaderamente importantes. Decir que no también es enfocarse. Entonces, aprende a decir que no con convicción sin realizar esfuerzos para hacer cosas que no quieres y que te restan ganas para las que sí quieres hacer.

- **Pasa a la acción**

Está muy bien pensar y ponderar, pero, al final, siempre hay que salir a la cancha. Al menos hay que intentar ejecutar. Yo prefiero que me vaya mal en algo y luego ver cómo revertirlo que quedarme en el mismo lugar. Soy una persona de acción, y esto se lo aconsejo a todos. Mantenerte activo retroalimenta la motivación. ¡Al menos da un pequeño paso en el camino de tu objetivo por día!

Dominar la voluntad

A pesar de todos estos consejos, puede haber días más flojos que otros. Y no está mal que esto suceda. Somos seres humanos, no máquinas, y todos contamos con cierta capacidad psíquica y física. Cuando esto pasa, lo que importa es la disciplina. Es en estos momentos, en los

> **No te entregues al éxito. Como dice el refrán popular, *no te duermas en los laureles*. Es muy fácil aburrirse cuando pareciera que tus objetivos están cumplidos, pero siempre hay que seguir buscando cómo mantener el espíritu y las ganas vivas. Si no, ¡estás muerto en vida!**

que resulta clave recostarse en el hábito que has generado para poder seguir adelante. Y quizás hoy no hagas las cosas tan entusiasmado, pero lo importante es que las sigas haciendo. A veces lo mejor es descansar en la rutina.

Y algo vital: no te entregues al éxito. Como dice el refrán popular, *no te duermas en los laureles*. Es muy fácil aburrirse cuando pareciera que tus objetivos están cumplidos, pero siempre hay que seguir buscando cómo mantener el espíritu y las ganas vivas. Si no, ¡estás muerto en vida! Porque, también repitiendo otra frase que me gusta, al final, *no hay peor fracaso que el éxito*.

Mi amigo Luis Beldi alguna vez me dijo que el músculo más difícil de trabajar es la voluntad. Porque si la dominas, dominas tu vida. Buscar la motivación es un trabajo muy profundo y diario. Y es el camino que transitamos en estas páginas.

Capítulo 4

Emociones y entrenamiento, una dupla fuerte

"Qué vergüenza para un hombre llegar a su
vejez sin haber visto la belleza y la fuerza que
podría haber experimentado su cuerpo".

Sócrates, 470-399 a.C.

Estoy convencido de que los alumnos compran con el corazón. Por eso mi motivación no es ganar dinero con el cliente, sino llegar a sus emociones. Si logro eso, me va a elegir siempre. Si no puedo empatizar con él, sé que la relación no será sostenible en el tiempo. Es un deseo innato: todos buscamos que lo que hacemos nos entusiasme y movilice.

Por eso también, hoy el ejercicio es mucho más para la mente que para el cuerpo. Al tiempo que el físico denuncia ansiedad, depresión, taquicardia y palpitaciones, entre otras dolencias, el gimnasio se convierte en el lugar ideal para liberar tensiones, iras, soledades y angustias. Es un espacio donde es posible reordenar la vida para barajar, dar de nuevo y volver a construir una versión mejor de uno mismo. A fin de cuentas, la tristeza es una emoción, no un estilo de vida. Y dominarla con ejercicio es una muy buena receta.

La cuestión es así: nuestro cuerpo responde a las emociones que generamos. Estas son reacciones psicofisiológicas que representan modos de adaptación a ciertos estímulos. Psicológicamente, alteran la atención, pueden modificar conductas y activan redes asociativas relevantes en la memoria. Son el paso previo a los sentimientos, que se caracterizan por ser más duraderos en el tiempo. Las emociones controlan estructuras como las expresiones faciales, los músculos, la voz y la actividad del sistema endocrino y nervioso autónomo, entre otras. Tienen una función adaptativa a lo que nos rodea, estableciendo nuestra posición con respecto al entorno, e impulsándonos hacia ciertas personas y alejándonos de otras.

Por esto mismo, las emociones perturbadoras y las relaciones tóxicas, según cuenta el psicólogo, periodista y escritor Daniel Goleman, han sido identificadas como factores de riesgo que favorecen la aparición de algunas enfermedades. Y así, ya no es posible seguir tomándolas como cuestiones menores en el mundo personal y laboral. Hoy la clave no es evitar las dificultades, sino aprender a gestionar las emociones. Porque como dice Robin Sharma, *la mente es un magnífico criado, pero un amo terrible.*

La tristeza es una emoción, no un estilo de vida. Y dominarla con ejercicio es una muy buena receta.

> **Hoy la clave no es evitar las dificultades,
> sino aprender a gestionar las emociones.**

Cuatro guías

Si bien hay una gran variedad de emociones, es importante reconocer cuatro en particular.

- **El miedo**

Es una emoción que implica sentimientos desagradables, una valoración de la situación como dañina y la movilización de muchos recursos para afrontarla. Si queremos triunfar en la vida, debemos superar nuestros mayores miedos. Y si bien es una emoción que puede ayudarnos a ser cautos, muchas veces es irracional y acaba limitándonos. El miedo es el principal obstáculo para las metas. Transformarlo en seguridad es un gran paso hacia la felicidad.

- **La tristeza y el enojo**

Se trata de dos emociones que pueden entorpecer rápidamente nuestra vida laboral y personal. Para aprender a relacionarse con otros, es importante saber gestionarlas. La angustia que se siente como un nudo en el pecho o la

> **El miedo es el principal obstáculo para
> las metas. Transformarlo en seguridad
> es un gran paso hacia la felicidad.**

ira que se representa con presión alta y frecuencia cardíaca elevada son alertas preocupantes. Como si al cuerpo no le entrara lo que sentimos, y debiera encontrar la forma de expresarlo hacia fuera. Es muy importante identificar estas emociones para poder comenzar a trabajarlas y que seamos nosotros los que las dominemos, y no al revés.

* **La felicidad**

La alegría refuerza el sistema inmunitario. Estar contentos y de buen humor nos llena de energía y buena predisposición para encarar todos nuestros planes diarios. Además, genera empatía alrededor, con gran potencial de "contagio" a otros.

Todas las emociones son el combustible que ayuda a movernos hacia un objetivo determinado. Lo vital es saber cómo utilizarlas a nuestro favor o mantenerlas a raya en el caso necesario.

El valor del fitness emocional

A veces bastan diez minutos para cambiar una emoción. Sentarse un ratito al sol en una tarde de invierno, parar por un café en un día ajetreado, o, por qué no, salir a caminar o dar una vuelta en bicicleta al final de la jornada. Mover el cuerpo también es una forma de combatir las emociones más tóxicas y pesadas. Después de esas actividades, muchas veces sentimos que la nube sobre nuestras cabezas se levantó, y podemos ver los problemas desde un ángulo más positivo.

> **Mover el cuerpo también es una forma de combatir las emociones más tóxicas y pesadas.**

Es que lo que está pasando en nuestro cuerpo y mente es lo siguiente: cuando empezamos a hacer ejercicio, el cerebro reconoce esa instancia como un momento de estrés. Y a medida que la presión sanguínea aumenta, piensa que estamos luchando o huyendo de un enemigo, y libera una proteína llamada BDNF (*Brain-Derived Neurotrophic Factor*), que posee un elemento protector y reparador, a la vez que puede "resetear" nuestro cerebro. Al mismo tiempo, las endorfinas, de las que ya te hablé en un capítulo anterior, comienzan a hacer sus maravillas, minimizando las sensaciones de dolor y creando un sentimiento de euforia y placer.

Así, si bien es sabido que el ejercicio físico mejora notablemente la salud, son igual de importantes sus efectos decisivos sobre las emociones. Por eso, me gusta hablar de fitness emocional. Creo en el entrenamiento que ejercita cuerpo, mente, espíritu y emociones a la vez, permitiendo estar en forma del modo más integral posible. Porque al ponernos en movimiento abrimos una suerte de válvula de escape para todas las tensiones y presiones diarias. Entre otros beneficios, luchamos contra el cortisol, la hormona que se libera como respuesta al estrés, disminuimos la fatiga mental y la ansiedad, ganamos energía y aumentamos nuestra autoestima.

Algunas actividades son especialmente eficaces en este camino. El yoga, la natación o la caminata rápida y constante permiten entrar en contacto con la respiración, haciendo que debamos estar presentes en ese mismo instante, en perfecta conexión con nosotros mismos y evitando toda preocupación anterior y posterior. Por lo cual, si estás triste, frustrado o enojado, ponerte en movimiento hará que dichas emociones encuentren un canal de salida en lugar de quedarse haciendo ebullición en tu cuerpo.

A fin de cuentas, todo está relacionado: la salud emocional afecta directamente a la salud física, y así la angustia sostenida en el tiempo, por ejemplo, puede despertar alguna dolencia dormida, como sucede en la actualidad con muchas enfermedades autoinmunes.

Estar emocionalmente sanos es muy importante. Es lo que nos permite tener control sobre nuestros pensamientos, sentimientos y conductas. Es lo que nos posiciona para afrontar con mayor seguridad los desafíos de la vida. Y si bien las emociones son pasajeras y siempre pueden atravesarnos en un rapto, lo trascendente es poder elevarnos por encima de ese momento y no dejar que una sola instancia defina un tiempo mayor (que puede ser el resto de tu día, pero también de tu mes o año).

¿Qué quiere decir estar emocionalmente sanos? Para empezar, estar en contacto con nuestras emociones y sentimientos. Chequear a diario cómo nos sentimos y a qué se debe. Es conocernos mejor y así saber cómo satisfacer nuestras necesidades y deseos, al tiempo que entendemos nuestras conductas. Es manejar el estrés, pensar antes de actuar, ser equilibrado en las decisiones, expresar los sentimientos, buscar un propósito, mantenerse positivo. Y también mantenerse sano y entrenado, priorizar la calidad del sueño, evitar la soledad extrema, cuidar la alimentación.

> **El ejercicio no solo cambia tu cuerpo,**
> **también tus emociones, y por ende**
> **tu mente, actitud y humor.**

No me canso de decirlo: el ejercicio físico es el punto de inicio de un círculo virtuoso. Porque mejora notablemente la autonomía, brinda más seguridad de la mano de una imagen corporal renovada, aporta sensación de bienestar y hasta ayuda a la memoria, por solo nombrar algunos beneficios integrales. Pero para que esto realmente ocurra, es necesario ser constantes. Elijas el entrenamiento que elijas, deberías mantenerlo al menos tres veces por semana, o incluso realizar un poco cada día. Estudios recientes indican que veinte minutos es todo lo que se necesita para alcanzar el nivel en el que la felicidad y productividad de cada jornada pueden aumentar. Si lo logras, está comprobado que estarás más capacitado para enfrentar los embates que la vida te tenga preparados. Porque el ejercicio no solo cambia tu cuerpo, también tus emociones, y por ende tu mente, actitud y humor.

Capítulo 5

¿Qué pasa en nuestra mente cuando entrenamos?

En la época de las cavernas, nuestros antepasados vivían haciendo ejercicio. Salían a cazar y recolectar su comida, manteniéndose siempre activos y en forma. Y si bien está claro que vivían muchos menos años de los que hoy vivimos nosotros, me atrevo a decir que tenían un estado físico que les envidiaríamos. Porque, en pleno siglo XXI, en tiempos en los que hablar de fitness y sus distintas corrientes es tendencia, hay más diabetes, hipertensión, ACVs y problemas cardiovasculares que nunca. Estamos viviendo mal, y la solución, una vez más, puede estar en el entrenamiento.

Te conté en el capítulo anterior qué sucede en nuestras emociones cuando nos ponemos en movimiento. Ahora me gustaría contarte qué pasa en el cerebro.

En líneas generales, el ejercicio incrementa el número y la extensión de todas las arterias y los vasos en el cuerpo, incluyendo las del cerebro. Sucede que estimula la creación de una molécula llamada óxido nítrico, que regula el flujo de la sangre. Y a medida que ese flujo va reforzándose, se van produciendo más vasos que penetran más profundo en los distintos tejidos. Por lo cual, entrenar provee mejor acceso a la energía y al oxígeno y también mejor limpieza de toxinas. El reconocido biólogo Estanislao Bachrach lo explica bien en su libro *Ágilmente*: "Hoy sabemos que, incluso en un cerebro totalmente sano, todo el sistema de transporte de sangre, es decir de oxígeno, puede ser mejorado (...) El ejercicio no suministra necesariamente más oxígeno y comida, lo que provee es un mejor acceso a ellos".

Si te realizaras un estudio mientras estás entrenando, verías cómo se incrementa el volumen de sangre en las distintas regiones del cerebro. Además, el ejercicio estimula la producción del factor neurotrófico (BDNF), una proteína que mantiene las neuronas jóvenes y sanas y que promueve la neurogénesis, la formación de nuevas neuronas en el hipocampo. "Esta es una estructura fundamental, porque es la región que utilizamos para almacenar informaciones nuevas. Es el órgano del aprendizaje", me explica Sergio Lotauro, doctor en neurociencias. Y así, el entrenamiento redunda en una conservación de la memoria. "De hecho, el Alzheimer se inicia en el hipocampo", destaca el profesional.

Diversos estudios han demostrado que el ejercicio físico aumenta la cantidad de células NK (del inglés, *Natural Killer*). "Estas son la primera línea del sistema inmunitario, y atacan virus, bacterias y a todos los agentes extraños que entran al cuerpo", describe Lotauro. Lo cual quiere

> **Entrenar provee mejor acceso a la energía y al oxígeno y también mejor limpieza de toxinas.**

decir que incluso luchan con las propias células cancerígenas, manteniendo esta enfermedad a raya. Por lo cual, "a mayor cantidad de ejercicio, mayor cantidad de soldados".

Asimismo, hay factores dados para asegurar que existe una relación entre la obesidad y el volumen del cerebro. Si bien es un proceso natural que los cerebros se achiquen con el paso del tiempo, cuanto más gordos seamos, más rápido sucederá esto. Así, la obesidad es un factor de riesgo para el deterioro cognitivo, y comenzar a entrenar es nuevamente el antídoto perfecto.

Frente a estos hechos, entonces, es posible sostener que la actividad física habitual frena el deterioro celular. En tanto el sedentarismo la acelera. Y si bien siempre hay factores genéticos que influyen, y el envejecimiento no puede revertirse, sí puede desacelerarse y a veces hasta pareciera que frenarse. Se sabe, por ejemplo, que las personas con Alzheimer pueden retrasar la aparición de síntomas. "Un seguimiento de 9000 mujeres a través de los años demostró que, a mayor ejercicio, menor probabilidad de contraer la enfermedad", relata Lotauro. A este estudio se le puede sumar otro que indica que aquellas personas con mayor masa muscular tienen un 60 % menos de posibilidades de contraer Alzheimer.

Y los adultos mayores estarán felices de saber que el ejercicio aeróbico también restablece la producción de melatonina, la hormona que induce el sueño y que se segrega en menor cantidad a medida que pasan los años. "Salir a caminar o hacer un trote ligero, sobre todo a la mañana, mejora la calidad del sueño a la noche. Permite dormirse más rápido y más profundo", describe el doctor. Pero cuidado, porque puede suceder lo contrario si el entrenamiento sucede cerca de la hora de dormir: el organismo segrega entonces adrenalina, la hormona contraria a la melatonina, una activadora que prepara para la acción y seguramente nos dejará con los ojos como platos al momento de acostarnos.

Por otra parte, Lotauro se refiere a un incentivo aún mayor y muy emocionante: existe una correlación entre la longitud de los telómeros, una suerte de escudos protectores del ADN de nuestras células, y el ejercicio físico. *¿Por qué necesitaríamos que fueran más largos?* Porque a mayor longitud, mayor longevidad. En los extremos de cada cromosoma que contiene nuestro ADN hay un telómero, que, a diferencia del resto de la cadena, no contiene información genética sino una función asociada a la longevidad. "A lo largo de nuestra vida, las células se van dividiendo. En eso consiste el envejecimiento. Y por cada división celular, el telómero se va acortando. Llega un momento en que es tan corto que la célula no puede dividirse más. Cuando esto sucede, se afecta al órgano al que pertenece esa célula, y se atrofia", explica. Y aunque el envejecimiento es inevitable, el ejercicio puede mantener esos benditos telómeros largos durante más tiempo. "Todavía no se sabe la razón, pero una hipótesis sostiene que la actividad física puede restaurar la vida de la telomerasa, una enzima que se desactiva con el nacimiento y que puede trabajar sobre los telómeros, renovándolos".

Una dieta de ejercicios variados

Hay diversos modos de profundizar estos beneficios, porque no es lo mismo hacer el exacto circuito de pesas todos los días que ejercitar distintas funciones del cuerpo cada vez. Es importante combinar distintos tipos de ejercicio, porque esto funciona como una dieta, que debe ser variada para ser equilibrada: algo de pesas, pero también algo de aeróbico, de equilibrio, de coordinación y hasta tareas cotidianas como subir las escaleras o hacer trabajos de jardinería. Realizar actividades diversas cambia nuestras conexiones neuronales. Todo aquello que nos saque de la zona de confort y de lo habitual hace que nuestras células deban esforzarse más para adaptarse y entender lo que estamos haciendo. En la variabilidad está el crecimiento. Yo despotrico contra las coreografías porque creo que para muchos son frustrantes, pero para crear nuevas conexiones neuronales son fabulosas, porque exigen pensar y concentrarse muchísimo.

Cuando nos sentamos en una máquina podemos hacer diez repeticiones seguidas de otras diez repeticiones, y si bien le estamos demandando un esfuerzo a nuestro cuerpo, no lo estamos haciendo para nuestro cerebro. En una clase de gimnasia funcional, en cambio, hay una búsqueda de coordinación, equilibrio, precisión. Todas estas cualidades que luego son necesarias para la vida diaria y sus muchas eventualidades. El otro día, por ejemplo, estaba en un ferry que se movía mucho y la persona a mi lado no podía sostenerse de la baranda ni mantener el equilibrio. Le faltaba fuerza y práctica. "Está comprobado que los ejercicios de coordinación promueven la sinapsis

---

Es importante combinar distintos tipos de ejercicio, porque esto funciona como una dieta, que debe ser variada para ser equilibrada.

de neuronas, ayudando a mantenerlas estimuladas. Y una neurona estimulada es una neurona que permanece viva más tiempo", agrega Lotauro.

El yoga es otra actividad interesante al momento de crear nuevas conexiones. Es una práctica que reduce el estrés y los niveles de ansiedad, poniéndonos en un contacto muy personal e interno. Y si además va acompañada de meditación, puede tener efectos increíbles, ya que está comprobado que lleva más sangre al cerebro, aumenta el caudal de oxígeno y fortalece ciertas áreas, como las frontales y prefrontales, aquellas que usamos para pensar, razonar y tomar decisiones. O sea, aquellas que nos hacen humanos.

A la vez, dependiendo de la personalidad, ciertos ejercicios van a funcionar mejor que otros. Porque el entrenamiento también ayuda a pensar con mayor claridad y alienta la creatividad. Ese aumento en el flujo sanguíneo beneficia al cerebro de modo inmediato, permitiendo que podamos concentrarnos mejor y sea un momento en el que puedan surgir grandes ideas. De hecho, se habla de la "hora dorada" luego del entrenamiento. Por ejemplo, si luego de entrenar por la mañana tuvieras una reunión, notarás que tu desempeño será mucho mejor que si tuvieras la reunión por la tarde. La velocidad mental luego del entrenamiento es increíble.

Si viste "House of Cards", seguro recordarás todas las escenas en las que Frank Underwood usaba su máquina de remo con resistencia de agua con total concentración. Era su momento de descarga, pero también en el que pergeñaba toda su agenda y sus próximos pasos. Para mí, esa instancia son mis salidas en bicicleta. Respiro aire puro, recibo la luz del sol, me oxigeno y siento que puedo pensar mejor.

Y por sobre todas las cosas, trata de darte un recreo mental durante tu jornada de trabajo. Sucede que las diferentes áreas del cerebro no pueden estar todas encendidas al mismo tiempo. "Es una especie de economía mental: cuando hace una cosa, desconecta otra", explica Lotauro. En ese sentido, realizar pequeñas pausas activas de 15 o 20 minutos en el medio de una tarea intelectual sostenida, como puede ser una cuestión administrativa o estudiar, funciona como un revitalizador. Realizar algún tipo de ejercicio aeróbico (como una caminata) servirá para salir del trabajo meramente cognitivo y poner a trabajar otras áreas del cerebro. "Fundamentalmente las motoras y premotoras, que son las que mueven los grandes músculos", ilustra el doctor. Y como ya dijimos que el cerebro no puede estar todo encendido al mismo tiempo, debe desconectar las áreas frontales con las que realiza las tareas más intelectuales. Idealmente, estas pausas deberían realizarse unas dos o tres veces al día si se trabaja en una oficina.

Asegura tu vejez

En todo este camino, el otro factor vital es la constancia. Porque hacer ejercicio intenso durante un tiempo y después abandonarlo no sirve de nada (aunque la sangre se haya irrigado bien durante ese tiempo). Estudios en animales de laboratorio han demostrado que, si dejaban de hacer deporte, sus niveles de BDNF volvían a la normalidad. Aunque si alguien entrenó toda su vida y por alguna

> **La salud es una inversión a largo plazo, y cada cosa que hacemos puede acelerar o ralentizar nuestro envejecimiento. El cuerpo paga todo, pero el cerebro también.**

causa deja de hacerlo por un cierto tiempo, el cerebro tendrá memoria de eso, y los niveles de BDNF aumentarán mucho más rápido que en alguien que comienza de cero.

Así, hacer ejercicio de forma regular genera una suerte de "reserva cognitiva". Por eso no hay que esperar a estar mal para cuidarse. La salud es una inversión a largo plazo, y cada cosa que hacemos puede acelerar o ralentizar nuestro envejecimiento. El cuerpo paga todo, pero el cerebro también.

Hay un chiste conocido de un señor que va al médico porque le dieron mal los análisis, y le pregunta al profesional si se va a morir. A lo que el médico le contesta que, si entrena y come bien, no le va a pasar nada. Y el paciente suspira y dice "ah, entonces me voy a morir". Es un chiste muy realista, porque no tantos están dispuestos a hacer el esfuerzo e invertir en su futuro. Pero vivimos cada vez más años, y a los 70 puedes ser un pibe (siempre y cuando estés cuidado). Más que nunca, deberíamos regirnos por el dicho latino de "mens sana in corpore sano".

Capítulo 6

Cambiar los hábitos, y recién después, cambiar el cuerpo

Está comprobado, estudiado y repetido hasta el hartazgo: el ejercicio físico tiene múltiples beneficios para nuestra salud. Posee efectos sobre el sistema cardiovascular, la hipertensión arterial, la diabetes, el cáncer, la osteoporosis, la obesidad y hasta sobre la salud mental y el estrés. No hay médico de cabecera que no recete ejercicio físico moderado.

¿Por qué moderado? Porque nada inmediato ha llevado a buen destino. Sucede con el ejercicio, y sobre todo con la alimentación, donde las dietas de moda pueden tener efectos instantáneos, pero el rebote cuando se las abandona suele ser fatal. Son propuestas nocivas y no sostenibles en el tiempo, que es, en suma, lo que garantiza el éxito a largo plazo (*el único que importa*, a mi modo de ver). En estas dietas, por ejemplo, se suspenden alimentos vitales, en tanto en el ejercicio se venden soluciones "mágicas", cuando la verdad es que cada físico es único y necesita su receta especial. Porque existen distintos tipos de cuerpos, y mientras a unos la grasa se les almacena en

las caderas, a otros en los muslos o el abdomen, y solo haciendo programas personalizados podrán experimentarse cambios alentadores en ambos casos.

Si lo pensamos detenidamente, todas las conductas poco saludables tienen algo en común: anteponen la gratificación a corto plazo al beneficio a largo plazo. El placer inmediato del azúcar, el tabaco o el sofá antes que el deseo abstracto de encontrarse bien en el futuro. Y así, del mismo modo que lo que llegó con el paso de los años no se irá de la noche a la mañana (como esos kilos que acumulaste en el tiempo), un plan que busque resultados reales te puede acompañar para el resto de la vida. *¿Suena exagerado?* No lo es tanto si de lo que estamos hablando no es de cambiar el cuerpo sino los hábitos.

Claves de oro

Somos responsables de lo que nos pasa. Por lo tanto, tenemos la capacidad de actuar y cambiar nuestra vida. Porque, como dice Robin Sharma, los seres humanos que avanzan son aquellos que se levantan cada día y buscan las mejores opciones para superarse. Y que, si no las

---

Todas las conductas poco saludables tienen algo en común: anteponen la gratificación a corto plazo al beneficio a largo plazo.

encuentran, las inventan. Porque una gran vida jamás se construye sobre excusas.

Por eso, es vital comenzar a trabajar sobre los hábitos, para que el cambio sea una parte natural de tu rutina y esencia. Un hábito es un patrón automático, un mecanismo evolutivo que se utiliza para optimizar recursos psicológicos: algo que realizamos sin pensar, para poder hacer el máximo de cosas con el mínimo esfuerzo. Todo hábito tiene tres componentes: algo que lo activa, una rutina y una recompensa. Una vez establecido, es un proceso que fluye con gracia y armonía, haciendo que incluso aquellas cosas que nos resultan pesadas encuentren su lugar en la agenda.

Sin embargo, para lograr instaurarlo es necesario tener en cuenta algunas cuestiones.

- **Necesitas creer que esto es posible.**

Si comienzas con dudas o pensando que lo más probable es que abandones a la semana, seguramente lo terminarás haciendo (lo que ya te conté que se llama profecía autocumplida). Los pensamientos tienen mucho poder en cómo nos comportamos y, consiguientemente, en lo que logramos.

- **Comienza por algo fácil y que no genere estrés.**

Si lo que te propones requiere demasiado esfuerzo, seguramente te desanimes e incluso te autosabotees. Por

> **Una gran vida jamás se construye sobre excusas.**

eso, es mejor empezar de a poco y luego ir escalando. Por ejemplo, en lugar de decir "iré al gimnasio todos los días", comienza por usar las escaleras en lugar del ascensor. Se trata de incorporar propuestas realistas que, con sus pequeños avances, te puedan ir motivando para la siguiente meta. Tampoco te permitas la negación, sino que enuncia en positivo: en lugar de "no debo comer frituras", puedes decir "voy a comer más frutas y verduras".

- **Ten presente la motivación.**

Ya la abordamos hace algunos capítulos, y es la tercera clave: es importante tener siempre presente cuál es el motor de tu hábito. Saber cuál es tu guía te permitirá darte ánimos hasta cuando llegues cargado con las bolsas del supermercado y todo lo que quieras sea llamar al ascensor. Además, cuanto más personal sea tu motivación, mejor. Pensar en hacer algo porque te lo pide tu mujer o tu marido, o porque te lo exige el entorno o porque te sientes presionado, no es el camino para algo duradero. Sirve mucho más hacerlo por ti mismo y por tu crecimiento personal.

- **El hábito va de la mano de la rutina.**

Para que el hábito se vuelva constante y se adapte de modo natural a tu vida, debería imponerse en un cierto momento del día. También debe ser lo más específico posible, para que después en momentos de pereza no te abuses de esa generalidad, y así consideres que la propuesta de "salir a caminar" pueda resolverse con apenas diez minutos. Lo que deberías proponerte, en cambio, es "salir a caminar un mínimo de treinta minutos diarios".

- **Intenta disfrutar.**

Sí, ya sé, estamos hablando de incorporar hábitos de ejercicio, algo que casi nadie en el mundo disfruta. Pero si se trata de una actividad que te gusta, puedes empezar a ser de esos afortunados. O también puedes focalizarte en la respiración, en la música que suena, en cómo entrenar te desestresa y en lo bien que se siente empezar a moverte y liberar tensiones.

- **Registra tus progresos.**

Los hábitos se incorporan por repetición, lo cual implica reiterar esa acción todos los días. Es importante entonces dejar por escrito cada vez que lo hiciste, para poder mirar el calendario general luego y darte cuenta no solo de tu avance, sino de lo mucho que un único día puede sumar.

Enfrenta los errores

Puede que en el proceso tengas algunos traspiés. También en ese caso lo mejor es ser realista y saber timonear sin perder el control. *¿Qué quiero decir con esto?* Que si te das cuenta de que el hábito que te planteaste es un imposible, no tengas miedo de cambiarlo. Si subir las escaleras todos los días te resulta algo insufrible, cambia ese proyecto por otro, como ir en bicicleta al trabajo o bajarte del colectivo dos paradas antes de tu destino para caminar. Lo importante es no desistir del objetivo mayor de comenzar a llevar una vida más sana y activa.

También puede pasar que te autoboicotees. Y es casi como tener las voces del angelito y el diablito en tus hombros, con el segundo incitándote a volver a tu zona de confort. O sea, a los malos hábitos y a la pereza de siempre. En esos casos, respira hondo y recuerda por qué estás tratando de hacer este cambio. Visualiza el fin mayor y enfócate en él. Y hazlo siendo amable contigo mismo, sin castigarte ni flagelarte, y ni siquiera sintiendo culpa. Nada que dure ni valga la pena se logra sin esfuerzo. Por eso, quiérete en todo sentido, tanto cuando estás buscando cuidarte como cuando te toca enfrentarte con tus errores y caídas.

21 días son apenas el comienzo

Se sostiene que 21 días son suficientes para instaurar un hábito. Esto es un dicho que se repite desde que en 1960 el doctor Maxwell Maltz relató que había notado que sus pacientes amputados tardaban ese período en dejar de percibir la "sensación fantasma" del miembro. La verdad es que esto no es cierto para todos, pero sí puede ser un buen termómetro para saber si nos adaptamos a algo o no. Otros estudios, de hecho, constataron que se requieren 66 días para que el esfuerzo en realizar una actividad disminuya y nos resulte más natural y agradable. Pero, al igual que con las dietas y los planes de entrenamiento, no hay verdades absolutas, porque cada cuerpo (y sobre todo cada mente) es único. De todos modos, ningún órgano está más capacitado que el cerebro para adaptarse a los cambios. En renovación permanente para recibir el mundo que lo rodea y aprender nuevas tareas, es perfectamente capaz de abrazar un nuevo hábito y hacerlo propio.

Lo interesante de plantearse el incorporar hábitos saludables es que es el camino más seguro para modificar el ritmo al que envejecemos. Y no lo digo solo para aquellos adultos mayores que me están leyendo, sino para todos los lectores, porque todos estamos envejeciendo desde el momento en el que nacemos. Pero cuidarnos y adoptar buenos hábitos puede detener o ralentizar este proceso. Después de todo, los músculos son tejidos sofisticados que cuando se ejercitan segregan moléculas benéficas para el conjunto del organismo.

El reconocido cardiólogo Valentín Fuster sostiene que no es lo mismo envejecer que cumplir años, aunque sean dos procesos que avanzan con el tiempo. "Los años se miden con un número, objetivo e incontestable, y determinan lo que los demás piensan de nosotros. Pero lo más importante en el envejecimiento es cómo nos vemos a nosotros mismos. Es un proceso de vulnerabilidad física y también mental que no se puede reducir a un número. Algunos parámetros del envejecimiento se pueden medir objetivamente. El declive de la capacidad respiratoria, la pérdida del oído o de la visión, el número de medicamentos que tomamos. Pero otros parámetros son subjetivos: el sentirse capaz de hacer cosas, el sentir ganas, la capacidad de disfrutar cada día. Y estos son los que más importan, y no hay ningún test que los pueda medir", sentencia en su libro *La ciencia de la larga vida*. No puedo estar más de acuerdo. Y por suerte, con solo un poco de voluntad es posible comenzar a tener hábitos saludables que permitan que estos parámetros sean una constante.

Capítulo 7

Cómo aprender a apagar la cabeza y enfocarse en el momento

"La preocupación no quita los problemas
de mañana, sino las fuerzas de hoy".

Corrie ten Boom

Me sucede seguido: un alumno llega a la clase con la cabeza en cualquier parte, todavía ofuscado por el tráfico y pensando en todo lo que tiene que hacer después, preocupado por cuestiones laborales y personales. Y aunque ese es su momento para desenchufarse, desconectar y hacer algo por sí mismo, le cuesta mucho estar presente. Su mente, como un mono loco que salta de rama en rama (una comparación que hacen los budistas), va de un pensamiento a otro, sin dejarlo disfrutar lo verdaderamente real del momento presente. El único que debería valer.

Sucede durante el entrenamiento y en muchas otras ocasiones más. *¿O nunca tuviste que leer tres veces una página de un libro, un documento o un mail, porque no habías retenido nada de lo visto por estar pensando en* *otra cosa? ¿O te pasaste de calle por estar repasando los pendientes de tu agenda?* Vivimos distraídos, es un mal de época. Y en el proceso, nos perdemos de aprovechar y disfrutar el momento presente y lo que nos trae. Una pérdida que, con el correr de los días, se va convirtiendo en una enorme bola de nieve: mientras pensamos y planeamos el futuro, los días se nos escurren sin que les prestemos atención. Y eso que pasa en el medio también es nuestra vida.

Mis estrategias

Para lidiar con estas "evasiones" en clase, tengo distintas estrategias. En principio, siempre estoy de buen humor, porque es una forma de inspirar al otro a cambiar su ánimo y encarar con energía y ganas el entrenamiento. Pero si definitivamente está en un mal día (*todos podemos tenerlo*), mi función entonces es cambiar su perspectiva. Ahí suelo renovar el enfoque de la clase, prefiriendo poner a la persona a boxear –un buen método para liberar tensiones–, bailar o pedalear en la bicicleta. Algo ameno, agradable, distinto, que saque a la persona de la rutina establecida y la refresque. Todo eso sin exigirle demasiado, porque tampoco es cuestión de poner a alguien con la presión cardíaca elevada en riesgo de subirla aún más.

Lo interesante es que las personas pueden cambiar de un día a otro. Y mientras un miércoles mi alumno llega loco y preciso recurrir a una tanda de boxeo para descargarlo, el viernes tal vez tiene un humor perfecto y entonces puedo aplicar un plan más exigente. Los días en los que la concentración no está ciento por ciento ahí, doy la clase a media máquina, porque siempre corren el riesgo de lastimarse.

Otro recurso que utilizo mucho es la respiración. Hago que la persona inspire y exhale con lentitud y profundamente, bajando el ritmo cardíaco y conectándose con su interior. Incluso, quienes sepan hacerlo, pueden meditar unos minutos, para abstraerse de eso que los tiene tan cargados. Poner la mente en blanco permitirá dirigir y focalizar la atención. Luego, la respiración correcta en el medio de los ejercicios es de gran ayuda para potenciar la fuerza (el aire debe largarse en el momento de máximo esfuerzo). Y a la vez que respiran, deben contar las repeticiones, otra forma de estar conscientes de lo que están haciendo.

Como regla, recomiendo dejar el celular de lado. A menos que estés esperando una llamada urgente, 45 minutos no te van a cambiar la vida, y en cambio esa desconexión sí te va a ayudar a sacarle el jugo al momento. Imagina estar haciendo un press de pecho y que sueltes la barra para ver qué mensajito te llegó al teléfono… *¡un peligro!* Así que no solo es importante para el foco, sino también para tu salud.

Un buen recurso que suelo aplicar cuando el clima lo permite es entrenar al aire libre. Tengo mis camionetas siempre equipadas para aprovechar un lindo día, y para aquellos que pasan la jornada en la oficina, con luz artificial y ventanas cerradas, es un gran momento que los conecta de nuevo consigo mismos y sus ganas de sentirse bien *(¡llevarlos a un gimnasio sería mantener el mismo ambiente viciado!)*. Respirar profundo, mirar los árboles y el movimiento de las hojas, sentir cómo pega el sol en la cara… Son sensaciones impagables que nos recuerdan que el disfrute también puede estar en las cosas cotidianas. De hecho, cuando estamos entrenando y noto que se cuelgan mirando el entorno, los dejo un ratito. Ahí se están conectado con otra cosa, que es igual de importante.

Finalmente, no creo que haya horarios mejores que otros para lograr estar más concentrados en la tarea, sino que cada uno debería encontrar el que mejor le resulte. Están aquellos a los que les gusta entrenar a la tardecita porque dicen que después duermen como un lirón, los que sienten que tienen más energía a la mañana, los que quieren que sea más cerca del mediodía porque después se quedan a almorzar en o cerca del gimnasio… Cada uno conoce sus picos de energía y momentos de mayor rendimiento.

Todos estos pasos son vitales para lograr una clase fructífera. Es el arte de cómo prescribir el ejercicio viendo qué es lo más conveniente para cada uno. Es a lo que me refiero también cuando hablo de fitness holístico, porque abarca el plano de la mente y la psicología. Lo digo siempre: me pagan por algo que no les gusta hacer, por lo que mi trabajo tiene un gran costado mental. Es más, estoy convencido de que hoy la gente no va tanto al gimnasio a sacar músculo como a curar la cabeza y las emociones, a encontrar un lugar donde se la contenga y pueda canalizar toda la energía negativa que lleva dentro. Por eso, más que nunca es importante tomarse el tiempo para conectar con ese momento y aprovecharlo al máximo.

> **Cada uno conoce sus picos de energía y momentos de mayor rendimiento.**

Una meditación activa

Una vez, se le preguntó a Buda qué hacían él y sus discípulos. A lo que respondió que se sentaban, caminaban y comían. La respuesta de su interlocutor fue que cualquiera podía sentarse, caminar y comer. "Pero nosotros al sentarnos estamos conscientes de estar sentados; al caminar, de estar caminando; y al comer, de estar comiendo", retrucó el sabio. Esa es la diferencia entre estar o no presente. Y aplica para esas acciones, para el entrenamiento y para todo aquello que emprendamos en la vida. Por eso, a continuación, te dejo algunas recomendaciones que aplican tanto a la concentración al momento de ejercitarte como cuando más la necesites.

- **Cierra etapas**
Suena un poco drástico, pero si te dispones a empezar algo con muchas otras cuestiones en la cabeza, va a ser difícil que estés por completo en el tema. Tratar de darle un cierre a lo anterior es importante para poder dedicarle tu atención completa a lo que sigue.

- **Saborea el instante**
Incluso en el entrenamiento se puede encontrar disfrute. Se trata de un momento para uno mismo, que te lo dedicas para mejorarte y cuidar tu salud. Además, es cuestión de encontrar aquello que te saque chispa, sea boxear, correr o hacer zumba, entre miles de opciones. En el resto de las actividades, saborear el momento es ser consciente de él, y aprovecharlo al máximo. *¿Estás comiendo?* Disfruta cada bocado. *¿Estás haciendo la tarea con tus hijos?* No

te frustres porque las cuentas no les salen, piensa lo lindo que es tenerlos al lado y poder transmitirles algo. *¿Estás haciendo un informe en la oficina?* Cuanto más te enfoques, antes (*y mejor*) te va a salir.

- **Elimina los prejuicios**

Tengo muchos alumnos que suelen empezar la clase pensando que no van a poder hacer tal o cual ejercicio, o que determinado movimiento les dolerá. Pero haciendo las cosas de modo progresivo, como por ejemplo haciendo ejercicios de fuerza de brazos inclinado en lugar de directamente en el piso, se puede ir más lejos. En ese caso, es probable que puedas hacer más de cinco seguidos. Y esa sensación de desafío cumplido, además, ayuda a enfocarse y motivarse para seguir con más energía aún. Porque cuando pensamos que no podemos, lo más probable es que tengamos razón. El enfoque y la predisposición de la mente son un componente gigante en el resultado, y por eso los prejuicios son tan dañinos.

- **Descubre tu momento "flow"**

Ya te hablé de este tema en un capítulo anterior. En mi Especialización en Liderazgo y Desarrollo Personal me

> **Cuando pensamos que no podemos, lo más probable es que tengamos razón. El enfoque y la predisposición de la mente son un componente gigante en el resultado, y por eso los prejuicios son tan dañinos.**

enseñaron el concepto de "flow", un estado mental de máxima motivación en el que el tiempo se nos vuela dado el nivel de concentración que tenemos. Para mí, por ejemplo, son mis primeras horas de la mañana, cuando a las 4:30 me levanto, me hago un mate y me siento a escribir. No sé cómo, pero cuando vuelvo a mirar el reloj ya son las 7:30 y tengo que salir a la calle. Es un momento que disfruto muchísimo. Me gustaría que tu estado "flow" suceda al entrenar. Que lo disfrutes tanto que el tiempo se te vuele, y que tengas ganas de repetirlo pronto. Es una de las formas más certeras de que la actividad física sea sostenible en el tiempo. Y si bien esto sucede especialmente cuando algo nos atrae y provoca placer de forma natural, este estado de concentración y gratificación también puede generarse. Es cuestión de fijarse objetivos claros y alcanzables, prestar atención a los logros, ser consciente de la razón por la que se está trabajando y centrarse en el proceso mucho más que en el resultado.

El ejercicio puede funcionar como una meditación activa. Una forma de acallar las voces de la cabeza, dejar la mente en blanco y conectarse solo con el instante presente. Pero solo puede hacerlo si, precisamente, estamos ahí con todo nuestro ser y consciencia.

> **Es cuestión de fijarse objetivos claros y alcanzables, prestar atención a los logros, ser consciente de la razón por la que se está trabajando y centrarse en el proceso mucho más que en el resultado.**

Apagar la radio interior

No podía cerrar este capítulo sin convocar a un especialista para compartir sus conocimientos. Por eso fui en busca de Francisco Vanoni, codirector de Visión Clara y director de Mindfulness en la Universidad Di Tella (lo que se dice, un referente en la materia), una práctica de atención plena que propone estar presentes en el aquí y ahora. Tal cual lo que quisiera que ejercites mientras entrenas y en muchas otras ocasiones de la vida. Aquí te dejo con sus palabras.

¿Dónde empieza la mente y termina el cuerpo?

Estoy en una plaza para niños con mi hija de dos años. Allí, un padre improvisa una canchita de fútbol con conos naranjas como arcos para su hijo y compañeritos, todos de unos cinco años. Se para al costado de la 'cancha' y comienza a dar toda clase de indicaciones para su hijo: 'pegale más fuerte, salí a tapar, cabeza, ¡muy bien! ¡muy mal!'. El hijo intenta hacer exactamente lo que su padre le indica. Luego de unos minutos, donde en reiteradas oportunidades un 'intruso' de unos tres años vestido como Superman patea los conos que hacen de arcos, el padre decide abandonar el partido. Saca los conos y sentencia que se acabó. Se sienta un poco más lejos a leer un libro. Los niños que participaron aprovechan ahora para jugar a la pelota. Hacen todo tipo de amagues, gambetas, saltan, corren, patean… Todo en silencio, sin indicaciones externas, sin nadie que les diga qué hacer. Solo juegan dejando que sus cuerpos improvisen con la pelota. Cada tanto, el padre deja el libro y el celular (alterna un minuto de lectura con un minuto de teléfono) y vuelve a dar indicaciones. Los niños vuelven (sobre todo su hijo) a tratar de hacerle caso. Se vuelven robots, marionetas intentando seguir lo que esa 'radio exterior' les dicta.

La 'radio exterior' representa lo que llamamos técnicas, métodos de entrenamiento y otras cuestiones donde la persona tiene que imitar a la perfección lo que el profesor, preparador físico o libro le indican. Esto puede ser muy valioso en el caso de sumar precisión para ciertos movimientos, bajar de peso o mejorar la salud cardiovascular, entre otras cosas. Pero es esta 'radio exterior' la que va cultivando la 'radio interior' con pensamientos críticos sobre lo que estamos haciendo. El juicio interno que nos dice si lo hacemos bien o mal, si servimos o no. Podemos entonces estar corriendo, haciendo abdominales o sentadillas de una manera automática, como si el cuerpo fuera un mecanismo. Incluso, hay personas que corren escuchando música o que dicen que les hace bien correr porque aprovechan para pensar en otras cosas. Algunas miran la televisión mientras hacen bicicleta fija o repiten una serie de flexiones de brazos mientras piensan en lo que van a comer esa noche. Este modo de hacer actividad física va desarrollando un patrón de activación neuronal que tiene más posibilidades de repetirse en el futuro: el del automatismo, la separación de la mente con el cuerpo, la desintegración. Y para la medicina integrativa, esta última es la raíz de la enfermedad.

La práctica de Mindfulness nos brinda la posibilidad de integrar mente y cuerpo. ¿Se te ocurrió alguna respuesta para la pregunta que está al principio del texto? ¿Podemos decir que hay división entre la mente y el cuerpo? ¿Que la mente llega hasta donde termina la cabeza y el cuerpo termina en el cuello? No, no podemos. Esto se debe a que mente y cuerpo son dos, y al mismo tiempo es uno. Son interdependientes y están interrelacionados. Lo que pasa en la mente influye en el cuerpo, y viceversa. Son como las olas y el mar, dos y uno al mismo tiempo.

Te propongo entonces que puedas comenzar a entrenar tu mente a través del cuerpo. ¿Cómo?

• Ocupándote de habitar el cuerpo. Vivir el cuerpo como nuestro verdadero hogar. Entender que volver al cuerpo es volver a casa.

• Pasar de percibirlo como un mecanismo a vivirlo como un organismo, reconociendo el cambio como un proceso natural del cuerpo en tanto organismo.

• Pasar de vivirlo desde sus límites a vivirlo desde sus contenidos, reconociendo la importancia de conectarte con los órganos, fluidos y musculatura interna.

• Pasar de la figura a la estructura. Puedes vivir de cuerpo entero, siendo consciente de los movimientos diarios, de nuestra columna vertebral, de la respiración. Vivir al cuerpo desde la estructura modificará gradualmente tu figura a través de un entrenamiento que estará bien enraizado en el tiempo.

Vivir al cuerpo de esta forma nos permitirá ir reeducando la mente para comenzar a apagar la 'radio interior'.

No para eliminar los pensamientos, sino para gobernarlos de una manera auténtica para que podamos hacer de la técnica y los métodos de entrenamiento un servicio para nuestra salud mente-cuerpo u objetivos deportivos. Iremos integrándonos, creando patrones de activación neuronales saludables que tendrán más posibilidades de repetirse en el futuro. Si mientras haces actividad física estás atento a traer la mente al cuerpo, esto luego te permitirá estar más atento en otras cuestiones de la vida diaria personal y profesional. De a poco irás conectando con el silencio del cuerpo, la posibilidad de sentirlo mientras se corre, de sentir los abdominales mientras se entrenan, de conectarse con la vida en el único momento donde sucede: acá y ahora, el presente.

Te dejo una propuesta: la próxima vez que entrenes, intenta poner el foco en el sentir. Percibe las sensaciones que llegan a través de los sentidos, los movimientos que hace el cuerpo, la fuerza, la relajación. Descubre cómo surge la 'radio interior' haciendo juicio de cómo estás haciendo lo que estás haciendo, yendo a cualquier experiencia pasada o proyectando al futuro. Y cada vez que te des cuenta de que se encendió la radio, con amabilidad y firmeza vuelve a conectar con el cuerpo, vuelve a sentir. Al principio vas a notar que, si bien la propuesta es simple, no es fácil. No te desesperes, es cuestión de práctica. Vas a poder perseverar con esta meditación en movimiento a través del cuerpo.

Capítulo 8

Todos podemos elegir ser líderes

- Piensa en positivo

Si sales a la calle pensando que vas a tener un mal día, seguro será un mal día. Existe un fenómeno llamado "profecía autocumplida", y tiene que ver con hacer una predicción que termina siendo la causa misma de que eso se cumpla. Yo, en cambio, salgo a la calle pensando que me voy a comer el mundo. E incluso cuando me levanto con el ánimo un poco caído, trato de observarlo y hacer algo que me haga bien para cambiar el ánimo y empezar el día distinto. Como corrienté en el enunciado, los mantras pueden ser de gran ayuda. Por ejemplo, podrías empezar repitiendo: "hoy va a ser un gran día para mí".

- Visualiza

Es vital imaginar lo que quieres lograr y con el máximo nivel de detalle. Visualizar tus metas te acerca y te mantiene enfocado, motivado y contento. Es como una meditación activa, que puede guiarte en el plano más inconsciente de tu mente. Un buen ejercicio es hacerlo apenas te levantas: primero dedicar unos minutos a estirarte y elongar, y luego ponerte a proyectar tus objetivos diarios, imaginándolo con gran precisión. A la vez, esto ordena el día y te permite comenzarlo con menos ansiedad.

- Que la competencia te empuje

Dicen que no existe la sana competencia, pero yo creo que sí y que, además, puede ser leal y enriquecedora. Si logras mantener tu eje y demostrar que eres bueno en lo tuyo, pero mirando de vez en cuando lo que hacen los demás para sentir ese pico de adrenalina que te inspira a querer más, diría que el efecto es bueno. Deberías poder

Conversación con el doctor Jorge Cámpora

*"Las personas que están lo suficientemente locas
como para pensar que pueden
cambiar el mundo son las
que lo terminan cambiando".*

Steve Jobs

Desde el año pasado, soy alumno de la Especialización en Liderazgo y Desarrollo Personal de la Universidad del Salvador. Si bien me costó tomar la decisión de comprometerme con una carrera de posgrado, porque son horas que le resto a mis clases, dos veces por semana dedico mis tardes a estudiar. Me inspiró el anhelo de incorporar más conocimientos y potenciar mis habilidades personales y profesionales. Siempre supe que nuestro cuerpo es capaz de todo, pero es a nuestra mente a quien hay que convencer, que somos lo que queramos y decidamos ser. Por eso dedico esas tardes a redescubrirme y protagonizar la escritura de este nuevo capítulo de mi vida, en el que me gusta pensarme como un entrenador holístico, que puede ayudarte a cambiar mucho más que el cuerpo. Porque como definió el referente del management, Stephen Covey, *lo más importante en la vida es que lo más importante sea, en efecto, lo más importante.*

Esta carrera de posgrado la dirige el doctor Jorge Cámpora, mi amigo desde hace más de treinta años, y quien supo iniciarme en este camino de liderazgo y desarrollo personal. Jorge siempre afirmó que veía algo de esto innato en mí, y que debía perfeccionarlo para poder potenciarlo con mis alumnos. Y aunque asumí el desafío con dudas, hoy salgo emocionado de cada clase, con más conocimientos para aplicar en la práctica y motivado a continuar creciendo como persona. Siento que esta especialización me dio nuevas herramientas para fundamentar y transitar mejor el camino que quiero encarar. En estas clases aprendí, por ejemplo, a escuchar. Dejé de pretender imponer mi punto de vista para quedarme en silencio ante otras opiniones, respetándolas y pensando qué puedo

> **Siempre supe que nuestro cuerpo es capaz de todo, pero es a nuestra mente a quien hay que convencer.**

aprender de ellas. Sé que no soy el dueño de la verdad y ya no tengo tanta necesidad de hablar, porque entendí que cuando escucho, aprendo mucho más. *Porque las palabras influencian, pero el ejemplo arrastra.* Jorge también me enseñó a ser disruptivo, a hacerme preguntas distintas y a sacar el mejor líder que hay en mí. Porque sí, todos tenemos un líder dentro. Y es vital encontrarlo, porque eres el único que puede manejar tu destino. Robin Sharma, otro de mis grandes mentores, sostiene que nadie tiene la culpa de tu fracaso. Que debemos esforzarnos y prepararnos, que nadie está demasiado ocupado, sino que es cuestión de ordenar nuestras prioridades.

Entre otros hitos de su carrera, el doctor Cámpora fue contratado para ser motivador de la selección de fútbol boliviana, transfiriendo sus conocimientos al ámbito deportivo, e inspirando a los jugadores a dar lo mejor de sí, incluso cuando se enfrentaban a situaciones adversas. Como aprendí en este tiempo, un gran líder es aquel que convierte a otros en líderes. Entendiendo entonces que además puede extrapolar estos conceptos al mundo del entrenamiento, quise invitarlo a reflexionar conmigo en este libro, compartiendo algunas de sus miradas y dejando lecciones esenciales. A continuación, un poquito de su sabiduría y de lo que yo aprendo cada semana en sus clases.

> **Un gran líder es aquel que convierte a otros en líderes.**

Daniel Tangona: ¿Qué es lo que hace a un buen líder?

Dr. Jorge Cámpora: Entiendo que hay muchísimos puntos de vista sobre el tema. Múltiples modelos y prácticas que son de utilidad para muchas personas. Sin embargo, y desde mi mirada, entiendo que para desandar el camino del poder personal y el desarrollo del liderazgo que cada ser humano posee dentro de sí, una mirada rica y profunda la brinda la historia de vida y las reflexiones de Viktor Frankl. Fue un neurólogo y psiquiatra austríaco, que padeció los campos de concentración nazi desde 1942 hasta 1945, incluidos Auschwitz, Kaufering III, Turkheim y Theresienstadt. En ellos perdió a sus padres, a su esposa y estuvo expuesto a la terrible realidad de esos contextos. Sin embargo, desde esa experiencia resignificó su paso por ese drama, desarrollando una obra que me resulta extraordinaria y recomiendo en mis conferencias, "El hombre en busca de sentido". Desde hace más de sesenta años define en su verdadera magnitud la autotrascendencia del ser humano, generando nuevas posibilidades de autogestión.

Frankl sostuvo que, frente a cualquier tipo de circunstancias, todo ser humano puede elegir el tipo de respuesta que da. Las personas respondemos a los estímulos exógenos, o bien, a todo aquello que pasa o nos pasa. Debido a ello, siempre somos propietarios de nuestras respuestas, pero a veces, dada la dinámica de vida de estos tiempos instantáneos que nos impiden madurar la mente y el corazón, llegamos a comportarnos con automaticidad, sin ser conscientes del poder personal que tenemos para cambiar nuestras respuestas, tantas veces como sea necesario hasta lograr los resultados deseados.

Todas las respuestas que damos tienen resultados. Si son positivos, estamos felices. Pero si son negativos, desde que éramos niños solemos asignarle la responsabilidad a otro. "Me puso un 3, porque el profesor la tiene conmigo" o "Llegué tarde porque llueve", o como afirma mi hija Valentina, "Se volcó la Coca Cola". Estos y muchos más son clásicos, casi universales. Y en esas respuestas abordadas desde el ser víctima de lo exógeno, perdemos la posibilidad de comprender el poder personal con el que contamos para modificar lo insatisfactorio. Cualquier resultado que quieras tener en la vida, ya sea deportivo o personal, tiene que ver con lo que haces, con cómo lo haces y para qué lo haces. Y aquello que haces tiene que ver con lo que eres como persona, comprometiéndote contigo mismo y logrando brindar tu mejor respuesta en cada instante, siempre. Por eso, el verdadero líder es quien tiene un estado de consciencia en cada una de sus respuestas, siendo coherente con aquello que es como persona. Es quien busca el éxito enfocándose en la impecabilidad del proceso más allá del resultado. Brindando lo mejor de sí en cada movimiento, ejercicio, exposición e incluso en cada "disculpas, por favor, con permiso y gracias". Porque en un paradigma tan cosificado como el que estamos viviendo hoy, en una sociedad con tanta cosa en la vidriera y muy pocas puertas adentro, muchas veces las personas hacen cosas tan enfocadas en el resultado que quieren tener, que se terminan alejando de quiénes son. Y si me preguntas cómo los líderes pueden ser más conscientes de su poder personal, entiendo que es siendo más efectivos en la capacidad de responder, observándose y gestionándose como personas con mayor grado de desafío. Cuando trabajo con profesionales, empresarios e incluso jugadores de fútbol, logro que se den cuenta cuánto más de lo que están dando puedan brindar desde el poder personal. Los motivo para obtener resultados extraordinarios que muchas veces van más allá de aquello que ellos mismos creen poder dar.

Tangona: ¿Todos tienen la capacidad de ser líderes?

Cámpora: ¡Absolutamente sí! Así como hay personas que naturalmente nacen con talentos propios, hay otras que descubren, como tú y yo, Daniel, que el ser líder es una elección consciente y constante de cada persona. En cada momento puedes elegir el "no te metas" o el "¿por qué no?". Por eso mismo, hoy contamos en el ámbito de la educación superior con una carrera de posgrado orientada a desarrollar habilidades de liderazgo y desarrollo personal, que cuenta con el aval de una universidad prestigiosa con más de sesenta años de trayectoria como la Universidad del Salvador, y el reconocimiento del Ministerio de Educación de Argentina.

Tangona: ¿Cómo se extrapola esto del deporte a la vida?

Cámpora: Tanto en el deporte como en la vida, el ser humano elige dar o no su mejor respuesta, y no todos son conscientes de ello. Son muy pocas las personas que nacen con habilidades de liderazgo, por eso las transferimos. Por ejemplo, en tus clases de gimnasia tus alumnos están motivados, siempre salen sonriendo y felices, en tanto en mis conferencias las personas logran mirar con ojos nuevos las extraordinarias alternativas que se les presentan. Denomino a ello la magia de despertar posibilidades en los demás. De eso se trata ser líder.

Tangona: ¿Cómo maneja el ego un buen líder?

Cámpora: Todas las herramientas que nosotros transferimos contribuyen para que las personas logren crear más de lo que ellas mismas creen que pueden. Sin embargo, todos aquellos que crean que son simples "arregladores" de personas o que pueden utilizar estas competencias blandas solamente para un beneficio individualista, pierden de vista el rol trascendente del líder. Es como el técnico de fútbol que cree que gracias a él el equipo gana el partido. Ese señor lamentablemente no comprende la verdadera dimensión del ser humano y la capacidad de influencia en los demás. Aquello que hace un buen líder es encender la llama que la persona posee dentro de sí. Para empoderarlo, sinergizarlo, potenciarlo, para hacerle ver sus fortalezas y despertar en él nuevas posibilidades. El gran líder es aquel que tiene la clara visión social del servicio por los demás. Comprende el significado del bien común y aplica sus saberes desde los ejemplos, promoviendo un futuro deseado mejor que la realidad presente.

Tangona: ¿Y cuáles son los valores más importantes al ser líder? Robin Sharma sostiene que el éxito en el liderazgo se encuentra en la intersección donde la excelencia se cruza con el honor.

Cámpora: Mi visión es que el honor es hacer lo correcto. ¿Sabes por qué? Porque nadie puede esconderse de sí mismo. Llega un momento en el día o en la vida en el cual te miras al espejo y piensas ¿quién estoy siendo cuando hago aquello que hago y cómo lo hago? o bien, ¿quién estoy siendo cuando no hago aquello que no hago y por qué no lo hago? Cada uno de nosotros posee valores acordes a nuestras convicciones más profundas. Pero, en *general, el valor que más reconocen las personas en los líderes es la integridad. La coherencia entre lo que se dice, se piensa y se hace. Es por eso que un buen líder es quien lidera sustentado en valores y siendo ejemplo. Siempre.*

Tangona: ¿Y cómo se hace para acompañar sin abrumar?

Cámpora: Igual que como se hace con los bebés. Cuando le enseñas a caminar a un bebé, sostienes su peso en los primeros pasos, porque él no puede solo. A partir de entonces, te alegras con su primer movimiento, te sientes mal cuando se cae y feliz cuando se vuelve a levantar, dándole aliento y contención. Nunca caminas más rápido de lo que él puede, ni lo apuras. Ya con los primeros pasos te enorgulleces y, finalmente, cuando aprende a caminar, dices "aprendió a caminar", en lugar de afirmar "yo le enseñé a caminar". Eso es liderazgo. Esta comparación la compartió hace unos cuantos años en la USAL Tom Morell, un renombrado autor puertorriqueño, autor del prólogo de "Los 7 hábitos de la gente altamente efectiva", de Stephen Covey, y es la mejor metáfora que conozco. Pero es claro que un buen líder no puede empujar a las personas a hacer más de lo que ellas quisieran hacer. Se trata de ofrecer, brindar, inspirar y entregar tu competencia, y a partir de entonces cada persona elige desde su propia libertad. Abrumar es contraproducente en cualquier proceso de transferencia de conocimiento.

Tangona: Me pasa. Yo te acompaño en el rato de la clase, pero antes y después también hay que hacer las cosas bien. A menos que me quieran contratar las 24 horas…

Cámpora: Es que, durante cualquier proceso de transferencia de conocimiento, el primer paso es lograr expandir conscientemente la mente de quien aprende, para que cualquier información o técnica que reciba mejore su capacidad de acción efectiva. A partir de esa nueva mirada y al haber expandido su capacidad de acción, los nuevos saberes pueden y deben ser incorporados hasta convertirse en hábito. A esto lo llamamos expandir el m² de responsabilidad personal. Porque como lo hemos conversado en más de una oportunidad, saber y no hacer es no saber.

Tangona: Una de las cosas que más aprendí en esta especialización es a escuchar. ¿Te parece un punto importante del liderazgo?

Cámpora: Un líder que no escucha no es líder. Pero no solamente se trata de escuchar lo que la persona dice, sino también de interpretar el alineamiento con el lenguaje no verbal mientras la persona habla. Eso es lo que haces cuando llega un alumno a tu clase, y quizá te dice que está bien pero su corporalidad no lo demuestra. Esto es tan importante que incluso lo doy en mis presentaciones de escucha. Porque la escucha es la destreza más olvidada del lenguaje, y prueba de ello es que son muy pocas las personas que participan de cursos o talleres sobre este tema. En el marco de nuestros equipos de investigación comprendemos desde la ciencia de qué modo el saber escuchar influencia la efectividad en los ámbitos laborales y personales. Desde mi opinión, aprender a escuchar e interpretar es la gran posibilidad de todo aquel que desee convertirse en un verdadero líder.

Tangona: A veces perder me hace bien y también lo tomo como aprendizaje, ¿eso es bueno?

Cámpora: La vida es simplemente aprendizaje. Carl Rogers, uno de los máximos referentes de la psicología del siglo XX, definió que podemos interpretar la vida como procesos de envejecimiento o de crecimiento. Y aprender, desarrollarse y adquirir nuevas habilidades de acción efectiva te brinda más libertad personal. Ahora bien, desde ese paradigma, nuestros resultados insatisfactorios pueden ser comprendidos como una posibilidad de expansión efectiva en búsqueda de los resultados deseados. Si hoy estás en el lugar que estás y miras hacia atrás, puedes ver el sendero de tu vida y el legado que fuiste dejando. Simplemente observando los múltiples desafíos que fuiste superando a lo largo del camino, puedes descubrir que tu poder personal posee una dimensión extraordinaria de resiliencia.

Tangona: ¿Y qué tan importante es seguir capacitándose? Yo lo hago todo el tiempo, porque así siento que avanzo. De hecho, creo que para salir de la pobreza primero hay que salir de la ignorancia, que no hay que trabajar más sino educarse más.

Cámpora: Es la única posibilidad. Si te quedas quieto, no sigues leyendo y aprendiendo, no investigas y analizas críticamente cómo funciona el mundo más allá de tus narices, tus conversaciones van a estar limitadas por aquello que solamente puedes comprender. Estoy convencido de que la vida es crecer y seguir aprendiendo siempre, porque incluso la educación cambió. El profesor que está en el frente dispara posibilidades para iluminar tu mente. Plutarco, el renombrado filósofo griego, reflexionaba sobre no llenar el vaso sino encender la mente de los seres humanos, y la idea del liderazgo tiene una cierta analogía con esa visión. Hay una transferencia de información que es interpretada por un observador diferente que procura encontrar la aplicabilidad en función de la mirada y la experiencia que él tiene en el mundo. Esto reafirma la idea de que el liderazgo es un estado de consciencia en el que se incorporan habilidades blandas para hacer más efectivo nuestro quehacer cotidiano, como el saber escuchar, autogestionar emociones, optimizar las conversaciones y coordinar acciones, entre tantas otras.

Tangona: ¿Qué hace un líder cuando la persona que tiene delante pone excusas?

Cámpora: Es algo bien complejo. Hay que plantear la posibilidad de permitirle ver que responsabilizar a los demás o poner excusas por los resultados insatisfactorios le impide lograr ver las infinitas posibilidades de hacerse cargo de sus insatisfacciones y trabajar apasionadamente para alcanzar los resultados deseados. Por eso, lo que nosotros hacemos es tratar de inspirar a que la persona sea más consciente de sus actos de forma permanente. Si la persona no elige desde su libertad personal y su capacidad de trascendencia el ser más consciente, es más complejo y demanda de un trabajo aún mayor de nuestra parte para que logre atravesar el desafío de convertirse en protagonista de su vida, dejando de ser víctima. Y el primer paso simplemente será empezar a ser más responsable.

Tangona: ¿Un buen líder es el que inspira a otros a serlo?

Cámpora: Un líder vive inspirando, desde la cordialidad, la cortesía, el respeto. Y el buen líder lo hace naturalmente. Cuando aprendiste algo y lo incorporas a tu forma de ver el mundo, lo vas derramando consciente o inconscientemente en tu contexto, que se nutre y crece gracias a tu aprendizaje y crecimiento. Mi definición del liderazgo es iluminar caminos desde los ejemplos, para que muchos otros puedan observarlos, elijan libremente recorrerlos y gracias a los mismos logren descubrir su propia luz.

Tangona: *¿Es lo mismo ser líder que motivador?*

Cámpora: *No, son dos cosas diferentes. El motivador solamente alienta, al estilo de "te va a ir bárbaro". El líder motiva, pero también acompaña iluminando el camino. Es lo que da la autoridad real, más allá de la formal. Desde mi experiencia, la gran solución es ser ejemplo. Siempre.*

Capítulo 9

Recupera tu autoestima y controla la depresión entrenando

Una de las palabras de moda de los últimos años es empoderamiento. Se trata de ganar poder sobre uno mismo a partir de incrementar la confianza en las propias capacidades y acciones. Algo que claramente tiene relación directa con la autoestima, que es el aprecio o consideración que uno tiene de sí. Y que, conforme nos empoderamos, crece y se fortalece.

El problema, sin embargo, se da cuando sucede lo contrario. Cuando la autoestima pasa por períodos de debilidad, abre la puerta a muchas enfermedades. Según el doctor Michael Marmot, profesor de epidemiología de la Universidad de Londres y a quien tuve el placer de conocer, "la autoestima baja es el factor desencadenante de varios males en el cuerpo". Porque tanto el equilibrio psicológico como el emocional inciden fuertemente en nuestra calidad de vida. Un adecuado nivel de autoestima es la base de la salud mental y física del organismo.

En este camino, la depresión es uno de los peores resultados de una baja autoestima sostenida en el tiempo.

Entre otras consecuencias, los períodos depresivos se caracterizan por un descenso del sistema inmunológico, un riesgo enorme para la salud.

Pero sin llegar a la gravedad clínica de la depresión, la baja autoestima puede generar conflictos en todo tipo de áreas de la vida. Es casi como una nube que sobrevuela y lo contamina todo. Porque la percepción propia y de nuestro valor (o falta de) irremediablemente influye en el rendimiento laboral, la vida personal y los vínculos que establecemos con el resto del mundo y hasta con nosotros mismos. Todo está teñido por esta visión, que puede limitar enormemente nuestras posibilidades.

Entrenar es la respuesta

Puede ser que a esta altura estés preguntándote qué tiene que ver esto con el deporte o el entrenamiento. La respuesta es mucho. Porque ponerte en acción puede ser, una vez más, tu salvación.

En principio, entrenarte con regularidad puede darte, en cualquier etapa de la vida, autonomía. Poder hacer esfuerzos por ti mismo y sin ayuda sin duda suma a tu amor propio y a cómo te ves y ven los demás. Los bajos niveles de autonomía, en cambio, provocan una disminución de la autoestima y una consiguiente desmejora de la salud.

> **Un adecuado nivel de autoestima es la base de la salud mental y física del organismo.**

Sentirte incapaz y sin fuerzas es una sensación que puede extenderse mucho más allá del plano físico.

A la vez, encontrar la voluntad y la constancia para mantener el hábito del entrenamiento es otro punto a favor del crecimiento de la autoestima. Sabernos capaces y al mismo tiempo comenzar a ver resultados puede hacer maravillas en el ánimo y la propia consideración. Lo mismo sucede cuando se toman decisiones que implican un gran control mental, como dejar de fumar, beber menos o abandonar la comida chatarra, todas cuestiones que además repercutirán en la salud con efectos beneficiosos y muy notorios.

Entrenar también puede incrementar tu interacción social, porque puede darte la posibilidad de conocer a otras personas. A veces alcanza con una sonrisa o unas palabras con alguien nuevo para mejorar el estado de ánimo y sentir que respiramos aire fresco. Y si ese alguien es parte de un grupo de entrenamiento al que nos unimos, lo que comenzaremos a percibir también son objetivos y aspiraciones comunes. Es decir, una razón para mirar hacia delante y planificar, algo que suele escasear en personas con depresión y problemas de autoestima.

Sé que lo que estoy diciendo suena un poco idealista. Basta imaginar a una persona deprimida para saber que pedirle que se ponga las zapatillas y llegue hasta un gimnasio es más difícil que exigirle que escale el Aconcagua. Pero la verdad es que después de esa primera escalada tremenda estará esperando el primer paso para la sanación. El ejercicio de verdad puede marcar una gran diferencia. De acuerdo a la Clínica Mayo, las investigaciones sobre depresión y ejercicio han demostrado que los beneficios psicológicos y físicos de entrenar también pueden mejorar el estado de ánimo y disminuir la ansiedad.

Lo más interesante es que esa persona deprimida o con baja autoestima no necesita acercarse a un gimnasio y ponerse a correr en una cinta (porque, además, llegar a un lugar lleno de cuerpos esculturales tampoco puede ser lo mejor para el amor propio). Cuando hablo de hacer ejercicio hablo básicamente de ponerse en movimiento. Que puede ser corriendo y levantando pesas, pero también haciendo tareas de jardinería, lavando el auto o dando un par de vueltas a la manzana con el perro. "Toda actividad física que te levante del sillón y haga que te muevas puede mejorar tu estado emocional y psíquico", sostienen desde la Clínica.

Otro punto interesante en mi travesía para convencerte de activar es que no es necesario hacer todo el ejercicio de una vez. Está permitido y es igual de beneficioso en cuestiones de la salud emocional ir haciendo actividades durante el día. Dejar el auto e ir caminando, o estacionar más lejos de donde deberías, son pequeños aportes que se van sumando.

Un plan de acción

Concretamente, la actividad física de forma regular ayuda a atenuar la depresión y mantener a raya la ansiedad en distintos niveles.

En el mental, aumenta la producción de serotonina en el cerebro, agudizando entonces las funciones intelectuales. También disminuye el estrés, la ansiedad y la agresividad y contribuye a incrementar la fuerza de voluntad, la disciplina, la perseverancia y el autocontrol. Asimismo, estimula la creatividad y la capacidad afectiva. Todo esto influye de modo positivo en nuestra actitud y carácter.

En el plano físico, fortalece el sistema inmunológico, previniendo o retrasando la aparición de enfermedades (sobre todo las cardiovasculares). Fortalece músculos y huesos, aumentando la densidad ósea y previniendo la osteoporosis, lo que ayuda a mantener la estructura y función de las articulaciones. También controla la obesidad, mejora la digestión, activa la circulación sanguínea, ayuda a eliminar toxinas, reduce los triglicéridos y aumenta lo que se conoce como el colesterol bueno.

Además, mantenerse en movimiento libera en el cuerpo endorfinas y otras sustancias químicas naturales que generan bienestar, al tiempo que la mente se va liberando de preocupaciones y de ese círculo vicioso de pensamientos negativos que alimentan la depresión y la ansiedad.

Dicho todo esto, pareciera que no entrenar es cosa de necios. Pero sé que no es fácil romper la inercia, menos aún cuando hay diagnósticos severos que lo explican. Por eso lo que recomiendo es poner en marcha un plan de entrenamiento de la mano de un profesional de la salud mental. Un especialista puede acompañar y guiar para que este paso, tan beneficioso, pueda incluirse de forma natural en el tratamiento general (sobre todo, sin interferir con los medicamentos que se puedan estar tomando).

> **La actividad física de forma regular ayuda a atenuar la depresión y mantener a raya la ansiedad en distintos niveles.**

Finalmente, entre paciente y profesional pueden elaborar un plan que contemple las siguientes cuestiones:

- **Fijar metas razonables**

Es vital pensar dentro de lo que realmente puede hacer esa persona. Si entrenar tres veces por semana no es posible, puede comenzarse por una o dos, y sumar acciones como elegir la escalera en lugar del ascensor o ir a algún lado en bicicleta en vez de en auto.

- **El ejercicio debería ser una parte más del tratamiento.**

No es una tarea ni un castigo, es simplemente un paso de la terapia. Considerarlo una herramienta más es fundamental para el compromiso.

- **Customízalo**

Para que dé resultado, es importante pensar qué te dificulta hacer ejercicio. Puede ser vergüenza (y entonces sería mejor entrenar en casa), puede ser falta de incentivo (y entonces es bueno buscar un compañero que aumente tu motivación), puede ser falta de dinero para pagar un gimnasio (pero por suerte hay muchos parques muy lindos por los que salir a caminar). Sincerándote con los obstáculos, el profesional a cargo seguro podrá encontrar el mejor método a tu medida.

Como te decía en el comienzo de este capítulo, empoderar es el verbo de moda. Algo que también es posible a partir del entrenamiento, capaz de modificar el cuerpo, pero sobre todo la mente.

Capítulo 10

Explota las redes

Capítulo 6

Cambiar los hábitos
y recuentar las,
para tener más control

Parece un tema frívolo y menor, pero no lo es. Las redes sociales llegaron para quedarse, y bien utilizadas, pueden ser una herramienta valiosísima. Nos permiten acceder a los pensamientos y vida diaria de personas que admiramos, estar conectados con todo el mundo, informarnos en tiempo real de cuanto sucede alrededor. Son un canal inmediato en el que compartir lo que nos pasa, nuestras inquietudes y búsquedas, y en el que muchas veces hasta es posible encontrar grandes amigos y afinidades.

Pero, como todo, las redes también tienen su doble filo. Es frecuente que chicos y adultos se vuelvan adictos, y entonces nos parezca normal que estén siempre con la cabeza pegada al teléfono y sin prestar atención al mundo exterior. Las redes también pueden ser un espacio que a muchos les genere ansiedad y hasta depresión, porque ver la vida perfecta que allí se ostenta lleva a compararla con la que se vive, que no tiene filtros ni recursos gráficos, y por ende siempre va a parecer un poco más gris.

Pero nada en la vida es tan blanco ni tan negro. Mi propia experiencia con Instagram, quizá la red que mejor define todas estas características que mencioné, fue muy reveladora. Allí es donde terminé de sacar a la luz mi rol motivador. Tenía una cuenta hacía tiempo, en la que subía planes de entrenamiento de alumnos, compartía ejercicios y recomendaciones de salud. Y me iba bien, tenía bastantes seguidores y muchos "me gusta". Pero cuando después de empezar a leer a Robin Sharma, y quedarme con la boca abierta por su filosofía, decidí compartir esa sabiduría que a mí tanto me impactaba con mis seguidores, la respuesta fue muy distinta. Empecé a hablar de entrenar de adentro para afuera, y aunque al principio no tantos lo entendieron, con el paso de los posteos el panorama cambió. Siguieron los "me gusta", pero comenzaron a sumarse comentarios increíbles, motivadores, ejemplificadores, con personas que contaban sus propias experiencias y decían que eso era lo que sentían pero que no sabían cómo expresarlo. Tal cual lo que me pasó a mí cuando leí a este gurú por primera vez. Él me cambió la vida, y también la cuenta de Instagram.

Con las semanas fui entendiendo que había dado con un enorme vacío en las redes. Que había muchos entre- nadores compartiendo rutinas, pero ninguno hablando del valor del fitness holístico, aquel que abarca también mente y alma, que entiende que poner en movimiento el cuerpo es apenas el primer paso de una transformación mucho mayor, de una movilización de otras áreas del ser que puede impactar de forma gigante en nuestra vida. Se hablaba de los músculos, de la estética, de la técnica, pero había toda una pata de información que no se esta- ba mencionando. Y hacia ahí me encaminé, enfocándome en la importancia de estar bien de adentro para recién después poder reflejarlo afuera. Lo que yo llamo *el bótox emocional*, la capacidad que tiene el ejercicio de cuidarte la salud y la psiquis a la vez. Y así me fueron llegando además alumnos nuevos, que vieron esta línea nueva en mi profesión y quisieron encaminarse en ella, y vinieron a que además de mejorar el físico trabajáramos en su interior y filosofía de vida, haciendo a un todo imbatible. Todos mis alumnos tienen vidas muy ricas, hay desde intelectuales y filósofos a empresarios y biólogos. Hoy por suerte somos cada vez más los que preferimos tener hígado, pulmones, riñones y corazón sanos y puros en vez de una enorme masa muscular.

Problemas y soluciones

Sin embargo, también me preocupan varias cosas de las redes. En principio, encontrarme con un gran número de opiniones sin ningún tipo de sustento detrás. Personas que no son nutricionistas se dedican a dar consejos de alimentación y de un día para el otro se convierten en influencers, con miles de seguidores que creen a rajatabla lo que dicen. Sin ir más lejos, no hace tanto estaban de moda las "fit girls" que proponían abstenerse por completo de los carbohidratos, matarse en el gimnasio y tan solo permitirse una comida tentadora por semana, llamada "cheat meal" y que terminaba siendo un atracón terrible. No hay profesional médico que avale esto, y sin embargo cada uno de sus posteos o historias impactaban en miles y miles de personas. Por supuesto, estos instagrammers se escudan en que esto es simplemente lo que ellos hacen con su vida, pero creo que cuando se pasa determinado número de seguidores, hay que hacerse cargo y ser responsable. *¿Cómo combatir esto entonces?* Visita esas cuentas si quieres, pero también sigue a nutricionistas serios, que compartan información científica en la que puedas basarte de verdad. Hace poco escuché el término "infoxicación", y me pareció perfecto: hay demasiada información confusa y errónea dando vueltas en las redes, y es necesario protegerse y encontrar guías en las que se pueda confiar.

También, como decía antes, están aquellos a los que las redes los deprimen. Sienten que ven una vida perfecta a la que nunca podrán acceder. Y es cierto, porque nunca tendrás el cuerpo de nadie más que el tuyo. Así que no se puede pretender la cintura de la modelo de TV, porque por eso fue elegida ella, porque apareció con un parámetro que es especial y único. Esos casos representan el uno por ciento de la población, y fijarse en ellos en lugar del 99 % restante es, permitime que te diga, de tonto. También hay cuestiones genéticas imposibles de cambiar; entrené a Pampita y me quedé maravillado con su físico, pero además de sus genes te cuento que se toma el ejercicio con una voluntad de militar. Jésica Cirio tiene una figura alucinante, pero es una mujer que hace de su cuerpo un culto. Karina Jelinek es la bomba latina, y entrena duro para mejorar incluso aquello que Dios le dio. Y, aun así, estoy seguro de que todas ellas tienen días en los que no se ven tan bien. Y en los que los mil filtros de Instagram son sus mejores aliados... Por eso, si las vas a mirar, que sea simplemente para admirar su belleza. No para deprimirte por no tener su cuerpo, porque no es realista ni lógico. Lo que te propongo, en cambio, es que aspires al tuyo en tu mejor versión. Eso quiere decir cuidarte y tratar de modelarte a base de buenos hábitos, pero siempre entendiendo hasta dónde puede llegar tu propio físico.

A la vez, creo que las redes pueden usarse para compartir progresos y motivarse. Son muchas las personas que a diario me mandan sus planes de entrenamiento, videos ejercitando y fotos de su antes y después, y les encanta que lo comparta con la comunidad que se formó en mi cuenta. Esto también puede parecer frívolo o egocéntrico, pero enorgullecerse de los logros es una gran forma de mantener el empuje y alimentar la voluntad. Puedes usar tus redes como un diario en el que vas relatando tus metas y pasos, que te sirva para medir resultados, mirar atrás y ver el camino recorrido (y apoyarte en él para seguir avanzando) y, también, sentirte acompañado. Seguro empiecen a aparecer personas que te alienten o que te cuenten que están en la misma, y así cada vez que sientas que no das más puedas "mirar al costado" y motivarte sabiendo que otros comparten tu lucha. Y sentir que alguien te está mirando, aunque no comente o se manifieste, es importante. Es un empuje, porque todos quisiéramos estar a la altura de las expectativas de los otros y no decepcionar. No digo que tengas que vivir para los otros ni para la mirada exterior, pero en este caso me parece una buena herramienta. Si lo ves como un incentivo más, lo aplaudo. Es la razón por la que la gente sale a correr en grupo: se estimulan entre ellos, no se quieren defraudar, piensan que, si el otro puede, *¿por qué yo no?* Todos funcionamos por motivación y estimulación, y si las redes también sirven para eso, ¡bienvenido sea! Si te potencian para mejorar tu calidad de vida, me parece maravilloso. Solo hay que cuidar de no pasarse de la raya y tener siempre presentes nuestros límites. No uses los 25 kilos que carga la influencer fit; mejor buscar una pesa de 3 kilos, e igual vas a estar bien.

> **Todos funcionamos por motivación y estimulación, y si las redes también sirven para eso, ¡bienvenido sea!**

Mis recomendados

Las redes son amigas, no enemigas. Pero para que eso suceda es necesario ser selectivos. Es decir, seguir a quien realmente te sume y sirva para el camino que decidiste emprender. Porque si agregas cuentas solo por curiosidad, o te llenas el timeline de famosos espléndidos, eso que ves todos los días te va a terminar impactando de alguna forma, aunque sea inconscientemente. Mejor balancear y rodearse también de contenido que te nutra, y no solo te parezca bello. La mejor forma de usar las redes a tu favor es seguir cuentas que te motiven y atraigan, colaborando al vuelco que deseas darle a tu vida. Yo, por ejemplo, sigo muchas de liderazgo y desarrollo personal, y siento que me enriquecen y enseñan con cada posteo.

¿Qué deberías tener en cuenta en aquellas de fitness? Que respeten la técnica, que tengan trayectoria, que estén avalados por profesionales. Por supuesto que puedes seguir al fisicoculturista estrella y asombrarte con fascinación de cada uno de sus movimientos. Pero también sigue a aquellos que te marcan un camino posible, que te enseñan progresiones y comparten tutoriales para todos. Esos que realmente te dan ganas de imitar, porque los sientes cercanos y posibles. Lejos de dejar que las redes te depriman, tienes el poder de hacer que te acompañen, ayudándote a descubrir cómo alcanzar eso que pensabas que nunca ibas a poder hacer. A mí mismo me

han dicho que leerme tan temprano a la mañana los motiva. Son muchos los que se despiertan, ven el teléfono y cuando descubren que ya subí algo hace dos horas, piensan que ellos también pueden arrancar con esa energía y tan temprano.

A continuación, te dejo algunas de mis cuentas de Instagram preferidas, que creo que pueden ayudarte en este camino. Muchas incluso comparten rutinas que pueden hacerse en la comodidad de tu casa, sin requerir mucho equipamiento. Te las dejo para abrir el juego del entrenamiento.

• **@ocampo_club:** Ocampo Club de Entrenamiento, el gimnasio donde doy mis clases hace años, que comparte y entusiasma con todas las opciones que brinda para una vida saludable.

• **@douglasbrooks41:** Mi entrenador personal, es uno de los mejores fisiólogos que conozco.

• **@legroutines:** Una cuenta de la que aprender rutinas de piernas y cola espectaculares y para todas las edades.

• **@lic.guidoferrari:** Licenciado en Educación Física, Guido Ferrari es un entrenador personal que maneja las redes de forma muy entretenida e informativa.

Mejor balancear y rodearse también de contenido que te nutra, y no solo te parezca bello. La mejor forma de usar las redes a tu favor es seguir cuentas que te motiven y atraigan, colaborando al vuelco que deseas darle a tu vida.

- **@grupocrossfiters:** A cargo de Mariano Otero, proveen información sobre capacitaciones, nutrición, suplementación, motivación y centros de entrenamiento alrededor del mundo del crossfit.

- **@sculptlifestyle:** Motivación con videos, fotos y rutinas para una vida saludable.

- **@prowellness:** Domingo Sánchez comparte y motiva con sus ejercicios y entrenamientos.

- **@banderaempodera:** Borja Bandera es un médico que difunde conceptos de endocrinología y nutrición muy interesantes, además de un amante del crossfit.

- **@kayla_itsines:** Australiana, creó el método BBG, con el cual entrenan millones alrededor del mundo. Ofrece rutinas posibles de hacerse en casa, y recientemente fue mamá, compartiendo todo el progreso de entrenamiento durante el embarazo.

No es posible combatir las redes, porque la única verdad es que llegaron para quedarse. Cuando escucho a los que dicen que no tienen redes ni les interesan, creo que es una postura casi snob, y confieso que me irritan. Seguro que igual las miran de reojo... Nadie puede estar ajeno a la información; son herramientas válidas y necesarias, a las que sumarse del modo correcto puede brindar muchas ventajas. No te niegues al progreso, ¡úsalo a tu favor!

Capítulo 11

La nutrición como un traje a medida

Conversación con el doctor Alejandro García

En mis más de cuarenta años de trayectoria, me encontré con los más diversos perfiles. Además de haber entrenado a personas con todo tipo de físicos, intereses y profesiones, a diario me cruzo con gente que, al enterarse de lo que hago, me plantea sus dudas. En programas de TV y radio, en la calle, en los parques al salir a entrenar al aire libre: cuando saben que soy entrenador certificado, son muchos los que tienen preguntas para hacerme. Y varias de ellas tienen que ver con el mundo nutricional. Porque, como ya dije varias veces, los abdominales se hacen en la cocina, ya que una de las patas más importantes del entrenamiento es la alimentación saludable. Por eso, a todos mis alumnos les sugiero siempre complementar las clases con la visita a un nutricionista que les diagrame un

> **Los abdominales se hacen en la cocina, ya que una de las patas más importantes del entrenamiento es la alimentación saludable.**

plan idóneo a sus necesidades. Es la única forma de lograr su mejor versión.

En general, las preguntas que me hacen tienen que ver con prohibiciones o extremos: *¿hidratos sí o no? ¿y grasas? ¿y si mejor dejo las proteínas? ¿hace mal no desayunar? ¿por qué algunos médicos recomiendan las colaciones y otros las desestiman?*, y así podría seguir... Soy partidario de comer absolutamente todo, siempre y cuando se moderen las cantidades, y creo que las dietas muchas veces demonizan alimentos que son necesarios para el buen funcionamiento del cuerpo. Por eso quise ir en busca de una voz experta que pudiera poner un poco de orden en este camino. Recurrí a Alejandro García, médico especialista en deporte muy conocido en las redes como @gymextremo y autor del libro *Maldita caloría*. Me gusta mucho su filosofía de crear un "traje nutricional" a la medida de cada uno, porque somos únicos y así nos debemos tratar. A continuación, transcribo nuestra conversación con la idea de aclarar las dudas más típicas que recibo.

Daniel Tangona: *¿Qué opinas de las distintas dietas de moda, como la funcional o la cetogénica de las que tanto se habla?*

Dr. Alejandro García: *Con el correr de los años, la gente intenta pasar a la posteridad. Y los profesionales, en esa búsqueda, inventan nombres raros. Soy de los que* creen que tu dieta tiene que tener tu nombre y apellido. Si eres omnívoro, por ejemplo, vas a poder comer de todo, pero vamos a analizar las cantidades, que van a ser especiales para ti y diferentes a las mías. Mientras comamos de forma saludable, no hace falta ningún nombre especial ni ningún tipo de dieta. Cualquier profesional debería priorizar eso.

La dieta cetogénica, tan de moda hoy, quita hidratos de carbono y genera un temor hacia ellos, que en realidad cumplen funciones vitales, porque nuestro organismo necesita glucosa para funciones vitales. Y lo que se pierde con ella no es tanto grasa como músculo, que hoy sabemos que es una fuente de salud. Nos llevó años entenderlo, porque se lo veía como una cuestión estética, pero el músculo es una glándula metabólicamente activa, y que se lo sacrifique en busca de perder peso no está bien. Tiene un costo muy grande para la salud. A la vez, ponerle a una dieta el nombre funcional me parece innecesario, porque lo más funcional para tu cuerpo es que funcione bien. Y para que lo haga no es necesario hacer magia ni inventos raros. La solución es simple: comer saludablemente. Por supuesto que si aparecen famosos que cuentan que a ellos estas dietas les funcionan, la gente va a aplicarlas. ¿Pero sirve para todos? ¿Es lo mismo para el deportista o el ama de casa? No. Por eso tiene que haber un método para cada uno, teniendo en cuenta su cuerpo y objetivo.

Tangona: *¿Qué opinas de las personas que no desayunan?*

García: *Todo depende. Si es un ayuno de ocho horas, no pasa nada. Nadie se va a morir por hacer un ejercicio moderado después de ese tiempo. De hecho, hay gente* que se siente más cómoda entrenando con el estómago vacío, y si la obligas a desayunar, se siente nauseabunda. Otras personas, como yo, si no desayunan no pueden salir de su casa, porque no rinden y se sienten mal. No es mejor ni peor hacer ejercicio con el estómago vacío. Hay un gran mito que sostiene que si lo haces disminuyes más grasa corporal, pero está demostrado que no es así.

Tangona: ¿Qué hay de verdad en que es muy importante lo que comes en los 20 o 30 minutos posteriores al entrenamiento?

García: Eso se llama ventana anabólica. Durante muchos años se difundió el error de que sí o sí después de entrenar hay que comer algo, porque si no todo tu entrenamiento se va a perder o va a catabolizar el músculo. Hoy se sabe que esa ventana anabólica es en realidad un portón. Porque es más importante que distribuyas bien lo que se come en el día a estar buscando un alimento oportuno para ese momento posterior. Con tu auto, por ejemplo, no le sacas la nafta cuando vuelves de algún lado o le cargas antes de salir. Tiene nafta, y punto. Lo mismo sucede con la comida, hay que dar la energía necesaria al cuerpo para que en ningún momento le falte. Esto solo cambia si estamos hablando de alguien que está compitiendo, cuando hay que controlar al detalle lo que come después, pero también antes e incluso durante.

Tangona: Y en ese sentido, ¿qué opinas de las bebidas isotónicas?

García: No las prefiero salvo casos puntuales. En general, las que más se usan son bebidas comerciales que están hechas con jarabes y aditivos. En el contexto de un entrenamiento recreativo de una hora de gimnasio, no son necesarias. Se suelen recomendar bebidas isotónicas en ejercicios de más de una hora y media, en deportes de resistencia: correr, nadar, hacer ciclismo, etc.

Tangona: *¿Qué les dirías a las personas que suspenden los hidratos o a los que comen puras proteínas en pos de adelgazar?*

García: *Que el músculo necesita ambas cosas. Cuando se suspenden todos los hidratos de carbono, se ingresa en un proceso que se llama cetogénesis, y quizá se observe al músculo más definido, pero también se corre el riesgo de estar perdiendo masa muscular. Tengamos en cuenta que los hidratos son fuente de energía y suspenderlos pueden deteriorar el rendimiento. Perder rendimiento en el deporte no es lo que buscamos, sino todo lo contrario. Hoy hay unas dietas de ayunos intermitentes que van muy de la mano de la cetogénesis, y se está viendo que, si bien se logra bajar de peso, también se sacrifica músculo en muchos casos. Lo peligroso es que dos kilos de músculo perdidos pueden no notarse, y solo podrían verse haciendo una evaluación antropométrica, una densitometría o cualquier estudio que evalúe la composición corporal.*

Tangona: *¿Cómo es tu abordaje con tus pacientes?*

García: *Creo que la nutrición es un traje hecho a la medida de cada uno. Por eso tengo que conocer sus hábitos: qué desayunan, almuerzan, meriendan, a qué hora entrenan. Si una persona come milanesas, papas fritas y hamburguesas, no puedo ponerla en un nivel de nutrición demasiado exigente. Pero si mi paciente come más saludable, sí. Ese traje a medida después va mutando, y así el abordaje es bien personalizado. Porque el pollo es pollo y* la carne es carne, pero las cantidades difieren. Depende de los gustos, las necesidades, los hábitos y más etcéteras.

Tangona: Y el objetivo.

García: En realidad todos tenemos el mismo objetivo. Todos queremos salud, aunque no lo pensemos a veces como prioridad, todos queremos masa muscular o por lo menos no perderla, todos queremos perder grasa y todos queremos tener energía y/o rendimiento. Quizás alguno hace hincapié en uno especial, pero no quiere deteriorar los otros. Así que todos los objetivos son iguales.

Tangona: ¿Prescribes ejercicio también?

García: Sí, pero limitado. Porque la prescripción ideal del ejercicio debe ser en el contexto de haberte analizado dentro de un gimnasio. Siempre lo mejor es que haya alguien con el paciente analizando su fuerza y sus capacidades. Pero soy médico deportólogo, así que no atiendo a personas que no hagan actividad física.

Tangona: ¿Por qué son importantes las colaciones?

García: Me parecen importantes porque no quiero que se deteriore la masa muscular. El argentino típico come muy mala calidad de proteínas y muy poca cantidad en general. Así que cuando come las proteínas adecuadas, se da cuenta de que le genera saciedad. Por eso, prefiero que las distribuya mejor en las comidas, y ahí es donde me parecen importantes las colaciones. Si intento distribuir en dos comidas la cantidad que se necesita, es probable que no se pueda terminar el plato.

Tangona: ¿Cuáles son los grandes preconceptos que la gente tiene en cuanto a alimentación?

García: Algunos son los que estuvimos charlando: la ventana anabólica y el ayuno como herramienta para perder grasa. Otro es confundir peso con grasa. No es lo mismo bajar de peso que bajar la grasa. Porque en la búsqueda de bajar de peso se puede perder masa muscular. Y en la búsqueda de bajar de peso se puede provocar la deshidratación y hasta deteriorar la densidad del hueso. La gente suele controlarse con la balanza, y no les dice cuánto peso perdieron, sino el total. De hecho, pueden haber perdido peso a base de músculo, pero se sienten contentos porque solo ven que perdieron kilos. Así que otro gran error es usar la balanza como una herramienta útil. Es preferible cualquier método que analice la composición corporal. El más difundido son las balanzas de impedancia. Hay algunas a las que se puede acceder en casa. Analizan la cantidad de agua que tiene tu cuerpo, y como tal pueden cometer algunos errores (por ejemplo, si tienes una prótesis), pero son mejores que la balanza tradicional. En mi consultorio, en tanto, utilizo la antropometría.

Tangona: ¿Cuánta agua es necesaria para que el organismo funcione bien?

García: Los dos litros que se suelen recomendar dependen mucho de cómo esté alimentándose esa persona. Las verduras y las frutas contienen agua. Analizar que solo necesitas dos litros de agua en sí mismo es un error, porque estás "comiendo" agua en los alimentos. Y no se trata de dos litros para todos, porque no es lo mismo para alguien que suda profusamente que para alguien que no suele hacerlo, o no es lo mismo para alguien que está sentado ocho horas en una oficina que para quien tiene un trabajo en actividad en la calle. Los profesionales de la salud solemos cometer el error de generalizar: dos litros de agua, dormir ocho horas. Esas son recomendaciones generales, pero después hay que analizar a cada persona e individualizarla. La forma más simple de evaluar una adecuada hidratación es con la orina: si es clara, es probable que te estés hidratando bien; cuanto más oscura, más líquido deberías consumir.

Tangona: ¿Puede suceder que tomemos agua de más?

García: Sí, existe el exceso de agua. Tomar de más o comer de más hacen igual de mal que de menos. Siempre tiene que ser lo adecuado para cada uno. Con el exceso de líquidos pones al cuerpo en un estado de sobrehidratación al que no tiene que llegar nunca, porque no lo puede procesar.

Tangona: ¿Qué tan saludable es tomar vino todas las noches?

García: Sugeriría que no lo hagan, porque es cronificar un hábito que no es el más saludable. A la industria del vino le conviene que tomes, así que va a decir que le hace bien al corazón. Pero el resveratrol, que es el compuesto que hace bien de esta bebida, puede conseguirse de otras fuentes más saludables también, sin necesidad de alcohol de por medio. No digo que se viva con culpa, pero tampoco que se convierta en un hábito y un exceso.

Tangona: ¿Qué le sugieres a la gente que cuenta calorías?

García: Que hablar de calorías es un error. Hay alimentos que no tienen una etiqueta con calorías, como una manzana. Y así, cuantas menos calorías cuentes, más alimentos saludables vas a consumir. A la vez, no dependemos solo de la caloría en sí misma sino del origen de esas calorías y su valor nutricional. No es lo mismo cien calorías de una factura que de una zanahoria. No está mal que comas un producto nutricional, pero lo ideal es que consumas alimentos, no productos.

Tangona: ¿Qué hay que tener en cuenta al leer etiquetas?

García: Es bueno leer la lista de ingredientes y fijarse en el orden, porque el primero es el que predomina. Y si se compró un producto a base de manzana, pero el primero no es la manzana, ya hay un error. Hay que mirar eso antes que la tabla nutricional o la cantidad de calorías.

Tangona: En obesidad, ¿cuánto es genético y cuánto cultural?

García: Se prioriza ampliamente lo cultural, la genética es un ínfimo porcentaje: menos de un 20 %. Hay una frase que dice que el gen es la bala, pero tu hábito es el gatillo. Y si no lo aprietas, la bala no se dispara. Puedes tener padres obesos y no serlo, aunque es difícil porque desde chico te nutres de ese hábito y se construye una relación de amor y cariño a través del alimento. De hecho, no trabajo con obesos porque creo que también hay que tratarlos con un equipo inter y multidisciplinario. Es una patología cada vez más grave, no solo desde la nutrición sino desde el sedentarismo. Y no hablo de estética, sino de salud.

Tangona: Pero a la vez, ¿no ves que hay un cambio de paradigma y una tendencia creciente hacia lo saludable?

García: Gracias a Dios, sí. Tiene mucho que ver con las redes sociales, que permiten que haya más difusión. Es una lucha en la cual va ganando cada vez más terreno el ambiente de lo saludable. Pero también lleva a más confusión. Por ejemplo, hay gente que cree que si no consume un suplemento a base de proteínas no va a poder hacer crecer su masa muscular. Eso es un error que también se difunde mucho.

Tangona: ¿Y cómo ves a los suplementos?

García: Creo que están sobrevalorados. Tiene que ver con la industria, porque es muy redituable para mucha gente, y siempre están promocionándolos por encima del alimento. No permito ni prohíbo, pero si mi paciente quiere tomarlos, en complemento con una buena alimentación, no pasa nada. Solo quiero que sepan que no hace falta: nada le gana a un buen hábito nutricional.

Capítulo 12

El golf como herramienta de meditación activa

Siempre me interesó entrenar empresarios. Así como hay colegas a los que les gusta trabajar con modelos o actrices, lo mío es el mundo empresarial. Tan distinto del mío, me provee de un conocimiento muy rico e interesante, y me nutre de ideas apasionantes. Es un mundo que me genera admiración. Y gracias a él empezó mi relación con el golf, hace más de treinta años. Comenzó con Carlos Oliva Funes, un gran alumno y empresario que en ese momento era presidente de Swift. Su mujer de aquel entonces, Veronique, me contactó para que entrenara a su marido porque jugaba mucho al golf y estaba dolorido. Eran tiempos en los que no se pensaba que para complementar el deporte hiciera falta un preparador físico, y de hecho fueron muchos los colegas que me miraron de reojo y me tildaron de "ladri" cuando empecé a armar un plan a la medida de Carlos y sus días de golf.

Yo no tenía idea sobre este deporte, y me llevé una sorpresa cuando en mi primera entrevista con mi alumno vi la fascinación con la que seguía un torneo en la TV. Un programa que podía durar cuatro, cinco o seis horas y que lo tenía en vilo. Era un apasionado absoluto, tenía 5 de hándicap, lo que se conoce como "un bajo hándicap" o "una cifra". Pero como a la vez trabajaba muchas horas en la empresa, no tenía tiempo para dedicarle a su estado físico general, y por eso me necesitaba. Requería mejorar su estado físico para sentirse bien y mejorar así su juego.

En mis primeros acercamientos al golf, lo que más me llamó la atención fue la velocidad impresionante del swing. En un solo movimiento y mediante la rotación de cadera, la pelota puede salir disparada a 150 kilómetros por hora, y me preocupaba el efecto de esto en la columna. Si bien eran conjeturas mías desde la ignorancia, con el tiempo entendí que no estaba tan lejos de la realidad, y por eso con Carlos iniciamos un entrenamiento general en el que utilizábamos bandas elásticas para imitar los movimientos y el gesto deportivo. Y así como en ese momento me tildaron de "chanta", hoy el que no entrena no juega. Puedo enorgullecerme de haber inaugurado un rubro de entrenamiento que en la actualidad es vital para las prácticas más sanas y duraderas. En pocas palabras, a Carlos le afilé los músculos que necesitaba para optimizar su performance. Él puso mucho de su parte: siempre se mantuvo en buen peso, cuidó el estado físico que habíamos logrado y no faltó jamás a una clase. ¡Y eso que lo entrené casi veinticinco años!

A la par del entrenamiento, también surgió mi amor por este deporte. Carlos me fue enseñando desde cero, explicando qué significa un par, un hoyo en uno, el swing, el putter... *¡Descubrí un mundo extraordinario!* Me invitó varias a veces a jugar, pero primero quise empezar a practicar. Así que lo contraté a Gustavo "Tano" Mastrella, en mi opinión el mejor entrenador de golf del país, y empecé a dar mis primeros golpes en un driving. Él supo leerme desde el principio, hacerme prestar atención, enfocar y de a poco ir restándole tosquedad a mis golpes (en el proceso me fracturé varias costillas, porque creía que el palo era un hacha) y aportándole en cambio técnica. Venía del mundo feroz de las pesas y pasaba a un deporte que es todo un arte, puro estilo y elegancia. Y el Tano supo llevarme. Si logró bajar la ansiedad y la locura de mis días, hoy puedo jugar de modo aceptable. Juego cómodo y puedo pasar una linda tarde con amigos. Eso sí, me ves vestido y parece que estoy listo para Augusta…

El acercamiento a este deporte también me permitió lujos como entrenar a Tiger Woods en el 2000, cuando estuvo en el país. Él se hospedaba en el Hotel Panamericano y como yo llevaba varios años preparando jugadores, me llamaron para que lo asistiera y lo entrenara a él y su equipo. Veo la foto de ese momento y todavía no lo creo.

También pude conocer al maestro Roberto De Vicenzo gracias a los torneos que patrocinaba Swift. Me acuerdo cuando me vio preparar mi postura para hacer el swing y me dijo "Alejate, alejate". Y yo cada vez iba separándome más de la bola, extendiendo mis brazos hasta llegar al límite de la separación. Y entonces me dijo "No, alejate del golf". Todavía hoy me río y atesoro esta anécdota.

La preparación necesaria

Hoy la bicicleta y el golf son los dos deportes que rigen mi actividad física. Si bien no puedo jugar mucho, porque trabajo hasta sábados y domingos y siento el cansancio de levantarme muy temprano, cuando lo logro, es un gran momento para mí. Pero también requiere su preparación. En general hay muchas personas que juegan al golf sin hacer otra actividad en paralelo, y por eso deben cuidar el esfuerzo que realizan para no lesionarse. Por eso no recomiendo llevar la bolsa al hombro (eso dejémoselo a los más jóvenes), sino emplear un carrito eléctrico de mano. De esa forma se camina, pero no se hace el esfuerzo extra de llevar ese peso encima.

También es importante realizar algunos movimientos de movilidad articular antes de empezar a jugar. Cinco o diez minutos de movimientos suaves que vayan despertando al cuerpo, y ese primer golpe no sea explosivo y te deje duro. Es fundamental tomar mucho líquido y llevarse algo de alimento, como una barrita de cereal, una banana o manzana o unos frutos secos. Son caminatas de más de cuatro horas en las que el cuerpo necesita combustible, y del bueno. Además, cuando estás en el medio de la cancha no siempre hay algo cerca para abastecerse, aunque en muchos clubes el "bar del nueve" es una institución y parada obligatoria. Y siempre hay que llevar gorra, protector solar y repelente de insectos para una experiencia agradable. Es importante tomarse la actividad como un deporte de competencia, porque dura muchas horas y exige mucho de un físico que no siempre está preparado.

Por eso mismo, la ida previa al driving es más que recomendable. Ahí, en esos 70, 80 o 100 tiros se memoriza el gesto deportivo y se van fortaleciendo los músculos necesarios para un buen juego.

Para mí, jugar al golf es un momento "flow", en el que me concentro en el entorno, la caminata, el respirar aire puro, y sí, claro, en embocar la bendita pelotita. Porque el golf es 70 % mental. Si estás pensando en la lista del supermercado y que te olvidaste de cerrar un informe del trabajo, no va a funcionar. Lo que me lleva a la siguiente parte de este capítulo, que desentraña el misterio de por qué creo que el golf es una forma de meditación activa.

Concentración total

Hace rato que en este libro vengo hablándote de cómo los beneficios del entrenamiento y el deporte pueden trasladarse al resto de tu vida, logrando un resultado mucho más integral. Por eso, siguiendo esa idea, me gustaría explicarte por qué creo que el golf, una de mis actividades preferidas, puede funcionar como una herramienta de meditación y aportar múltiples enseñanzas para la rutina diaria.

Para esto convoqué a Fernando Palacios, gerente del San Andrés Golf Club, uno de los clubes más respetados del país, a quien conocí hace casi quince años. Él trabajaba en la Asociación Paraguaya de Golf y estaba interesado en el trabajo de preparación física que yo hacía con los

> **Para mí, jugar al golf es un momento "flow", en el que me concentro en el entorno, la caminata, el respirar aire puro, y sí, claro, en embocar la bendita pelotita. Porque el golf es 70 % mental.**

golfistas. Me vino a ver a una masterclass que di en el hotel Conrad, en Punta del Este, y desde entonces iniciamos una gran amistad. Comulgamos en muchas cosas y charlamos miles de veces largo y tendido, sobre golf y tantos otros temas más; lo nuestro es una suerte de esgrima entre tópico y tópico. Recuerdo que desde esos primeros tiempos él sostenía que a mediano plazo (porque el físico se resiente), me iba a convertir en un evangelizador del fitness. Tantos años después, acá estamos, con un segundo libro entre las manos y convocándolo para que justamente sea parte de estas páginas.

En ese camino, él me sugirió que para abocarnos a este tema del golf como meditación activa hay dos cuestiones iniciales a definir. La primera es que meditar tiene distintas acepciones, y la primera que tomamos es la acción de considerar algo con atención y detenimiento, para estudiarlo o para comprenderlo. "Sucede que la mayoría de las personas confunden la meditación con el marco en donde ocurre, sin profundizar en el proceso dentro de ese marco", apunta Fernando. Es decir, ven la forma y no el fondo, y muchas veces confunden la soledad, el aislamiento e incluso la repetición de mantras con la meditación. Pero ese no es en absoluto el único modo. Y por eso mismo todos podemos meditar de una forma u otra.

Luego, Fernando me sugirió explicar un poco algunas cuestiones de golf, un deporte con el que no todos están familiarizados. En principio, el golf tiene el objetivo claro de embocar una bola en un hoyo en la menor cantidad de golpes posible. Esto sucede enfrentando y resolviendo situaciones de lo más variadas, propias del entorno natural donde se juega, y haciendo que el resultado de cada tiro sea exclusiva responsabilidad del jugador. Este no es un deporte de equipo, aquí te vales por ti mismo y tus decisiones son solo tuyas.

"Una ronda de golf implica jugar 18 hoyos, y puede durar cuatro o cinco horas. Dependiendo del hándicap del jugador, implica realizar entre 68 y 108 golpes para tener un juego perfecto. Lograrlo se denomina 'jugar en par' (descontar al total de golpes el hándicap del jugador). Para resolver este abanico de situaciones, debe concentrarse para decidir qué y cómo hacerlo con las herramientas que dispone, incluida su habilidad", ilustra con claridad mi amigo. En cada golpe, el jugador tiene 45 segundos para ejecutar su tiro desde el momento en que encuentra su bola, y tiene tres minutos para esto último desde que llega al lugar en el que cree que cayó. Hace todo esto bajo presión, porque está jugando con otros compañeros en su línea (así se denomina al grupo de jugadores que sale a una hora determinada), y porque además está compitiendo con otros de otras líneas. También se enfrenta con el estado del campo y con las condiciones climáticas de ese día. Y todo esto, claro, conlleva el estrés de evitar que esos dilemas se trasladen a sus decisiones y juego.

Por todo esto, creemos que es posible hablar del golf como una herramienta de meditación activa. Jugar requiere un alto grado de concentración una gran cantidad de veces y lograrlo en un tiempo muy breve, para analizar las circunstancias que rodean una situación concreta. Además, debe resolverse dentro de las reglas, dado que es un juego de honor, y también considerando la estrategia para poder obtener el par del hoyo (embocar la bola en la cantidad de golpes establecidos). ¿Por qué es necesario meditar al respecto de qué hacer? "Porque hace falta prestar mucha atención y comprender que aquello que se resuelva en ese momento, salga bien o no, afectará el próximo golpe. El ya ejecutado es pasado e inalterable, no hay vuelta atrás, no se puede repetir sin penalidad agregando más golpes. Por eso, para ejecutar correctamente uno, hay que evaluar un sinnúmero de variables, como distancias, velocidades, riesgos y posibles soluciones que validen esos riesgos", explica Fernando.

Pero lo más importante es que para lograr todo esto hay que abstraerse de tal forma que lo externo no exista, de modo que no perturbe ni distraiga. Lo cual implica un profundo conocimiento de uno mismo, ya que se deben conocer las limitaciones y aceptarlas como parte de los elementos que entran en juego y deben ser considerados en la ecuación. "Piensa en cualquier situación en la que dispongas de un corto lapso de tiempo para evaluar, decidir y ejecutar. ¿Difícil, no? Eso hace el golfista cada vez que juega. Toma decisiones, y muchas. Y esta habilidad no es una casualidad, sino un hábito que se construye", apunta Fernando. Tal vez esa meditación sobre sus decisiones de forma rápida y eficaz sea la razón por la que muchos golfistas son además exitosos en su vida fuera del campo de juego.

El costado espiritual

Por otro lado, existe aquella comprensión de la meditación desde el lado más trascendental y espiritual, que mencionamos al comienzo del capítulo. Y también en ese camino creo que el golf puede inscribirse muy bien. La meditación activa es aquella que se realiza sin necesidad de detenerse por completo en las actividades que se están realizando. No requiere acallar las voces y lograr la mente en blanco, algo sumamente difícil (sino imposible) para muchos. Apunta, en cambio, a un tipo de conexión que puede realizarse mientras se desarrolla cualquier acción. Se refiere a un momento de conciencia, de observar el estado en el que estamos y disfrutarlo, deteniendo los pensamientos que juzgan o desconcentran del presente. Sí, muy en sintonía con el mindfulness del que ya hablamos en otro capítulo.

Jugar al golf implica estar concentrado y tomar múltiples decisiones, pero también significa caminar en un espacio cuidado, en total armonía con la naturaleza, respirando aire puro y casi en soledad. Una situación idílica que no se da a diario ni suele ser parte de la rutina. Esto brinda un contexto perfecto para, en la caminata entre tiro y tiro, tratar de estar plenos en el momento presente. Incluso, pueden utilizarse algunas técnicas de respiración que ayudan a sentirse más renovados (inspirar en ocho

> **La meditación activa es aquella que se realiza sin necesidad de detenerse por completo en las actividades que se están realizando. No requiere acallar las voces y lograr la mente en blanco, algo sumamente difícil (sino imposible) para muchos.**

segundos, retener por cuatro y volver a liberar en ocho es una sencilla y muy útil). Alcanzarán algunas respiraciones de este tipo para sentirnos reseteados, lejos del mundo exterior y sus problemas. Se dice que después de meditar sobreviene la sensación de haberse ido de vacaciones, la mente queda en un estado liviano y descansado. Si a esto le agregamos una vuelta de golf en la que mover los músculos como contrapartida, el combo es imbatible. *¿Quién dijo que para meditar es necesario ponerse una túnica y encender velas?*

Capítulo 13

Tecnologinitis, esa mala costumbre

Es un tema recurrente en mis clases: son muchos los alumnos que no pueden dejar el celular de lado. Les insisto en que es apenas una hora de su día, un momento para ellos, pero aun así lo tienen cerca, lo miran de reojo y lo revisan en las pausas de descanso. *No pueden desconectarse.* Por supuesto, es un fenómeno que va mucho más allá de la hora de entrenamiento, pero aquí queda muy en evidencia, porque este realmente debería ser su momento, uno de dedicación exclusiva a sí mismos.

"Mejorar la comunicación entre las personas siempre fue un desafío en la agenda de la humanidad", comenzó apuntándome el ingeniero Miguel Cané, gerente general de La Posada del Qenti, cuando le planteé este tema y mi preocupación. Miguel lleva años de trayectoria en este centro de paz y bienestar cordobés, en el que lo más importante es volver al eje y a la conexión con nosotros mismos. Por eso, esta cuestión también lo toca de cerca. "El telégrafo, la radiofonía, los teléfonos y la red celular fueron significativos avances que permitieron que los seres humanos alrededor del planeta podamos interactuar más fluidamente que a través de las cartas escritas a mano. Y con la aparición de la World Wide Web, allá por los 90, la tecnología asociada a la comunicación comenzó a avanzar a pasos agigantados", continuó. Para 2007, Apple lanzó el revolucionario iPhone, que comenzó a diseminarse con fuerza en un mercado que no había sido tan permeable a las tecnologías anteriores: los adolescentes. Un poco más de diez años después, el 80 % de las personas en el mundo tienen su smartphone. "Y este es un dato insólito, teniendo en cuenta que solo el 70 % tiene a su alcance un cepillo de dientes", dispara Cané.

En promedio, el uso de estos dispositivos es de cinco horas al día, chequeándolo unas 110 veces. Por desgracia, estamos tan pendientes de ellos que dejamos de percibir la vida a través del contacto real, y lo hacemos cada vez más a través de las pantallas. En lugar de disfrutar del paisaje, le sacamos mil fotos y lo vemos a través de los filtros. En lugar de escuchar la música del recital, nos acalambramos con la mano en alto para filmarlo, haciendo un video al que tal vez nunca le pongamos play. "Un beso pasó a ser un emoticón, un saludo se transformó en un mensaje de audio y un hermoso atardecer, en una foto", sintetiza el profesional.

Más mensajes, menos conexión

Los adultos enviamos más de 50 mensajes de Whatsapp por día, y los adolescentes nos duplican. Quizá si pensamos en la cantidad de personas que alcanzamos con esos mensajes y lo comparamos con aquellas con las que tenemos interacción real en la jornada, lo digital superará a lo personal. Pero aquí llega la pregunta clave: *¿nos comunicamos más o menos que* *antes?* Para Cané, lo que en algún momento supuso un avance tecnológico en compromiso de mejorar la comunicación del ser humano, hoy nos esclaviza. "Hemos llegado al punto de crear virtualmente mundos individuales, a los cuales accedemos desde la ventana de nuestro smartphone. Y ese pequeño (o gran) mundo comenzó a competir con el real al punto de que el 33 % de las personas revisan el teléfono en público para parecer ocupadas", relata. *¿Te diste cuenta que es tan grande el respeto que tenemos por ese universo virtual que si alguien está sumergido en su teléfono no solemos interrumpirlo?* De alguna forma, quedó socialmente establecido que está bien que esa gente se evada del presente durante minutos u horas. Los vemos en trance, con la pantalla pegada a la cara y el rostro iluminado de blanco, y así los dejamos.

Los jóvenes y adolescentes de hoy son nativos digitales: nacieron con Internet a su alrededor, y probablemente hayan tenido un celular desde chicos. Por eso, para muchos el smartphone es la extensión de su brazo, casi un órgano más. "No es casualidad que el 80 % de las personas duerman con el teléfono, y que el 44 % no lo apague nunca. A tal punto se hizo imprescindible, que 12 de cada 100 lo utilizan mientras se bañan –o tal vez sea al revés, y se bañan mientras usan el celular–", cuenta Miguel.

Nada de esto es gratuito. Esta dependencia absoluta tiene graves consecuencias para la salud. En algunos casos, con afecciones irreversibles. "Tendinitis, dolor en cuello y espalda, síndrome del túnel carpiano, ojo seco, dificultad para respirar, dolores de cabeza, insomnio, estrés, vértigo, fatiga y mala digestión son solo algunas de las secuelas relacionadas con el mal uso de estos aparatitos", explica el profesional. Hasta nuestra postura está cambiando, ya que el uso permanente del teléfono requiere andar con el cuello inclinado hasta los 60°, lo que equivale a llevar

27 kilos sobre la cabeza. A todo esto, mi amigo lo denomina "tecnologinitis".

El lado B de esta afección moderna son las conductas sociales. Y es que la dependencia a las redes genera una ansiedad comparable a la que sufren algunos adictos a las drogas. De hecho, muchas de estas dolencias ya tienen nombre. Nomofobia es una afección nueva que surge del inglés "no mobile phobia" (fobia a no tener el celular) y es un temor intenso e irracional al no tener el teléfono cerca. "Ringxiety" es otro término novedoso relacionado a la adicción al ringtone del teléfono, que se da cuando alguien siente que lo escucha, pero en verdad no está sonando. Fomofobia es "fear of missing out", el miedo exagerado a perderse algo que está sucediendo en las redes. Y otra consecuencia es el "Phubbing", la conducta de todo aquel que mira el teléfono incluso cuando alguien le está hablando.

"Pérdida de placer, problemas de pareja y rotura del vínculo familiar son otras de las consecuencias graves que genera la adicción a la tecnología, recientemente declarada como enfermedad por la Organización Mundial de la Salud", explaya Cané, quien agrega que lo más grave quizá sea que el uso desmedido del celular disrumpe la soledad y amputa la posibilidad de estar solos, de aburrirnos, de pensar en pensar. "Con el teléfono en la mano y un mundo dentro de él, el concepto de soledad es solo una condición técnica geográfica. El hecho de no aburrirse abole todo tipo de requerimiento creativo, haciendo que el cerebro ya no tenga la necesidad de crear", apunta. Y así, vamos disminuyendo nuestra capacidad creativa, a la vez que el uso de las herramientas del teléfono reemplaza razonamientos que antes hacíamos, poniendo en riesgo nuestra evolución. La capacidad de orientarnos se reemplazó por el GPS, la memoria visual por las fotos, la lista del supermercado por un bloc de notas digital, la agenda por el calendario, el saber por una búsqueda de Google, la habilidad de hablar un idioma por el traductor automático, y la lista sigue. "El problema es que, según el principio de evolución de las especies, nuestro cerebro irá adoptando nuevas habilidades que hagan falta y descartando las que no se utilicen, siempre en términos de conexiones neuronales y redes, y lo mismo pasará con nuestro cuerpo", alerta el especialista. La perspectiva que me comparte da miedo: seres humanos con ojos enormes, pulgares largos y cerebro chiquito.

Cómo mitigar el mal uso

Pero no quiero dejarte con esa imagen aterradora. Prefiero en cambio compartirte algunos tips para combatir este mal uso, y que la tecnología, en vez de dominarnos, sea nuestra aliada.

• **En principio, es fundamental poner reglas claras en el uso en casa.**

Debería ser un acuerdo entre los integrantes de la familia, con pautas que se deben respetar y cumplir. Así como yo pido que no se usen los teléfonos en clase, también podrían estar prohibidos en la mesa a la hora de la comida, por ejemplo. Silenciar las notificaciones es otra buena sugerencia en este sentido, para no dispersarse de lo que se está haciendo salvo en casos de necesidad (por ejemplo, una llamada).

• **Cané recomienda calendarizar el uso de las redes sociales.**

Si vas a utilizar Facebook, mejor hacerlo en un horario organizado y fijo, en lugar de estar pispeando el muro cada 15 minutos. "La idea es escapar de la esclavitud a la que estamos sometidos y romper la cadena que nos hace estar pendientes las 24 horas del teléfono y de todo lo que pase en ese mundito", explica.

- **Es vital priorizar el contacto en vivo por sobre el virtual.**

Si es posible, siempre es mejor reunirse a tomar un café en lugar de estar audio va y viene de Whatsapp. ¡El tiempo que se invierte es el mismo! Y seguro será mucho más enriquecedor en el plano emocional.

- **Finalmente, claro, dedícale tiempo a la actividad física.**

Si vas a pasar tantas horas pegado al teléfono, al menos invierte otro poco de tiempo en ti mismo y en tu salud. Oxigénate, muévete, entra en contacto con tu cuerpo y para revigorizarte. Si el teléfono es tu herramienta de trabajo y es inevitable que así sea, al menos intenta complementar con hábitos saludables que minimicen las consecuencias negativas de ese uso excesivo.

La tecnología propone un avance exponencial en términos de salud, industria y calidad de vida en general. Y podemos usarla a nuestro favor o dejar que se convierta en nuestro mayor problema. "Cada vez más robots están reemplazando a los seres humanos, y el problema no es que los robots se estén humanizando, sino que los humanos nos estamos robotizando", cierra Miguel.

Capítulo 14

La importancia de la fuerza

Se escucha hasta el infinito: "Al menos deberías caminar". La caminata, esa actividad al alcance de todos, es la más prescripta tanto profesional como informalmente entre amigos y familiares. Y es cierto que son varios los que la practican con muchas ganas y entusiasmo, y yo mismo soy el primero en indicarla como el paso inicial de este cambio de vida que propongo. Pero tengo que admitir que caminar en sí mismo no es suficiente.

En principio, el problema es que en esa indicación no hay referencia de la duración ni de la intensidad. Y entonces el esfuerzo pierde un poco su foco y sentido. "Este es un punto de especial consideración", explica el profesor Jorge Roig, catedrático en Fisiología y Bioquímica del Ejercicio a quien respeto mucho y decidí contactar para indagar más en este tema, "porque al presente hay sobrada evidencia de que la intensidad de la actividad es aún más importante que el volumen a concretar de la misma, en todas las personas y en las diferentes edades".

¿Qué quiere decir esto? Que, incluso saliendo a caminar con regularidad, podemos no notar la menor diferencia en nuestra salud y físico. Suena desalentador, pero por

desgracia es verdad. "Y puede hasta perjudicarnos", agrega el especialista. Es que, si se indica la caminata, por ejemplo, como un recurso para incrementar el gasto energético y ayudar a combatir el exceso de tejido graso, debería saberse que en una enorme cantidad de personas con sobrepeso u obesidad, este propósito está limitado. Así lo explica Roig: "Esa condición está asociada a una alteración de los mecanismos de utilización de la grasa como recurso energético. Así, gastamos energía, pero no gracias a lo que ella pueda aportarnos. Allí los azúcares cumplirán esa misión, cosa que demuestra el agitarse, síntoma de estar usando glucosa y no grasas privilegiadamente".

Según el profesional, otro punto importante es que las personas que padecen de obesidad suelen tener masa muscular y fuerza reducidas. Y esto no hace más que agravar la conquista del objetivo. "Porque no solo no pueden perder el excedente graso dado que el músculo está incapacitado para usarlo como combustible, sino que además su aptitud muscular está fuertemente deprimida, y entonces su rendimiento es muy pobre y se cansan rápido", ilustra. Aquí llegamos al quid de la cuestión: la caminata puede perjudicar en estos casos, porque la masa muscular reducida se debe a la pérdida de un tipo de fibras que son las que garantizan poder realizar suficiente trabajo, en cantidad y calidad. De este modo, se potencia la reducción de músculo en sujetos previamente sedentarios, como suelen serlo aquellos con exceso de peso.

Quizás a esta altura estés pensando que estoy hablando en contra de todo lo que alguna vez pregoné. Pero no te desilusiones, hay esperanza para todos. Porque en realidad, la solución es volver a un punto vital: antes que nada, es imperioso ganar masa muscular. "Ese es el orden, lo demás es riesgo", acentúa Roig, y yo no puedo estar más de acuerdo. Una caminata ligera, disfrutada con músculos firmes y preparados para soportar el esfuerzo, podrá completarse con la intensidad y duración requerida para ver reales efectos. El mejor recorrido, entonces, puede empezar en el gimnasio.

No vas a ser un fisicoculturista

Y aquí es donde también tengo que luchar contra un preconcepto (uno que me pasé la vida tratando de derribar): hacer ejercicios de fuerza no te va a marcar de más ni a trabar los músculos. No vas a convertirte en fisicoculturista por levantar unas pesas. Pero los años pasan y la creencia sigue; es difícil encontrar una capacidad física más resistida a la hora de indicar alguna forma de ejercicio para las personas no deportistas (en especial, si son niños o adultos mayores). E incluso lo resisten profesionales que dicen ampararse en las ciencias médicas. "Sostenidos por conocimientos plenamente superados, no pocos se oponen a indicarle a las personas que se involucren en esta forma de ejercitación invocando la posibilidad de lesionarse, riesgos para la columna vertebral, alta posibilidad de hacer algún episodio cardíaco indeseado, o la negación de su práctica 'por las dudas'", ilustra Roig, quien también se cansó de escuchar esto en su carrera.

El mejor recorrido, entonces, puede empezar en el gimnasio.

La verdad es que hace rato que hay suficiente evidencia de que el entrenamiento de la fuerza es beneficioso. No se trata solo de hacer crecer el tejido muscular (algo vital en muchos casos), sino sobre todo de combatir y prevenir enfermedades. En principio, disminuye la presión arterial para aquellos con hipertensión, además de fomentar la pérdida de peso y cambiar la rigidez en las arterias. Para los diabéticos, este ejercicio optimiza la respuesta a la insulina y el control de la glucosa, y hasta es sugerida como actividad insoslayable por la Sociedad Americana de Diabetes y el Colegio Americano de Medicina del Deporte. Y si hablamos de adultos mayores, es el principal entrenamiento a tener en cuenta, porque son quienes más masa muscular pierden, lo que los enfrenta a varias patologías y los limita en su devenir diario, conduciéndolos a una pérdida acelerada de la calidad de vida y la autoestima.

También los que padecen artrosis pueden encontrar en el ejercicio de fuerza su panacea: los que la sufren en rodillas y cadera, por ejemplo, podrían ver un importante papel protector en la progresión de la enfermedad, "ya que la debilidad muscular está fuertemente asociada con el deterioro de la función a nivel articular y el agravamiento del dolor", describe Roig.

Y claro, también los chicos deberían ser de la partida, y cuanto antes, mejor. Es que todas las capacidades físicas, como la aeróbica, la velocidad, el equilibrio y la coordinación, entre otras, se sedimentan en la fuerza muscular. "Pero, además, gracias al entrenamiento temprano de la fuerza se produce un incremento del depósito de hueso, que a futuro representará una reserva que puede proteger al adulto y hasta prevenir la osteoporosis", explica el especialista.

Tal vez sea momento de comenzar a considerar que el problema no es tanto el entrenamiento de la fuerza en sí, sino

> **"Gracias al entrenamiento temprano de la fuerza se produce un incremento del depósito de hueso, que a futuro representará una reserva que puede proteger al adulto y hasta prevenir la osteoporosis".**

quien lo imparte. "O, por qué no, quién lo prohíbe", sintetiza con lógica Roig.

También se protege el cerebro

Finalmente, vuelvo sobre un tema del que ya hablé: hacer ejercicio es bueno para el cerebro, pero en especial lo es hacer trabajos de fuerza. Si bien siempre se recomienda primero lo aeróbico, un estudio reciente sugiere que el entrenamiento moderado de resistencia podría aminorar los efectos del envejecimiento en el cerebro.

Al igual que todos nuestros órganos, el cerebro es dinámico. Las neuronas se reconectan y establecen distintos patrones durante la vida, respondiendo a nuestra forma de vivir y siendo susceptibles al paso del tiempo. Ciertos estudios establecieron que a partir de la mediana edad se comienzan a desarrollar

> **Un estudio reciente sugiere que el entrenamiento moderado de resistencia podría aminorar los efectos del envejecimiento en el cerebro.**

pequeñas lesiones cerebrales en la materia que conecta las diferentes partes de este órgano. Son cuestiones que tienen que ver con la edad, y sobre todo se manifiestan en la pérdida de memoria (aunque en casos severos pueden afectar las habilidades cognitivas).

En vista de esto, en el Laboratorio de Neurociencia de la Universidad de British Columbia (en Vancouver, Canadá), se dedicaron a estudiar si el ejercicio con pesas podría servir para reparar esos daños naturales. Para eso, reclutaron voluntarios de entre 65 y 75 años con escaneos cerebrales que hubieran demostrado lesiones en la materia blanca conectiva. Divididos en tres grupos, debieron entrenar durante un año. El primero hizo ejercicio con pesas una vez por semana, el segundo lo hizo dos veces por semana, y el tercero se dedicó a hacer gimnasia aeróbica y elongación. Finalizado el tiempo de prueba, repitieron los estudios neurológicos. Lo que descubrieron fue que en el primero y tercer grupo la cantidad y tamaño de las lesiones había aumentado. Es decir que el ejercicio no había tenido injerencia en el proceso natural de envejecimiento. En el segundo grupo, que había ejercitado dos veces a la semana con peso, sin embargo, el crecimiento de lesiones fue muchísimo menor, en tanto sus funciones motoras habían mejorado. *¿Qué quiere decir esto?* Que, si bien entrenar con peso definitivamente beneficia al cerebro, para que esto suceda es necesaria una cierta constancia y asiduidad. Suele decirse que entrenar una vez por semana no cambia nada, dos nos mantiene en el estado que estamos y tres empieza a generar resultados interesantes. Y si hablamos de trabajo de pesas, vale para el cuerpo, pero también para el cerebro.

Capítulo 15

La resiliencia, el beneficio inesperado

Resiliencia es una palabra bastante de moda. Dada la velocidad a la que vivimos y el permanente estado de estrés, con situaciones impredecibles que afectan nuestras emociones, es un término muy repetido. Un término que define a los valientes, los que avanzan, los que salen adelante a pesar de todo. Porque ante los problemas diarios, sean de la gravedad que sean, siempre hay dos opciones: darse por vencido o enfrentar la adversidad, superarla y aprender de ella. La segunda opción es la de los resilientes, que salen fortalecidos de las instancias más difíciles. Y es un atributo que, aunque no todos poseen de forma innata

---

Ante los problemas diarios, sean de la gravedad que sean, siempre hay dos opciones: darse por vencido o enfrentar la adversidad, superarla y aprender de ella.

(o no en la medida en que querrían), sí se puede trabajar y fortalecer.

¿Qué es exactamente la resiliencia? La capacidad del ser humano para superar circunstancias adversas y hasta traumáticas, así como de adaptarse a nuevos desafíos. Es, en un mundo tan cambiante, una capacidad vital. Porque como dice el gran escritor Paul Auster, si no estás listo para todo, no estás listo para nada. Y aunque a veces la vida nos golpea y sentimos que quedamos knock out, tirados en el piso y sin posibilidad de levantarnos, esa fuerza para salir adelante y ponerse de pie también se entrena. Y aunque no lo creas, el ejercicio físico tiene mucho que ver.

Cuerpo y mente son un todo

Me considero, por naturaleza, una persona resiliente. Cuando pierdo alumnos y empiezo a preocuparme por cómo voy a seguir pagando mis cuentas, redoblo esfuerzos y salgo a buscar nuevos. Si pierdo dos, consigo cuatro. Estoy convencido de que el llanto y el lamento no sirven para nada, y si me lo permito, es apenas un rato. Luego inflo el pecho y salgo otra vez a enfrentar al mundo.

Considero que gran parte de mi capacidad de adaptación se la debo al ejercicio que hice toda la vida. Como venimos hablando a lo largo de este libro, la mente y el cuerpo son un todo, no están disociados, y por eso lo que pasa en uno repercute en el otro. Para bien y para mal. Por eso también, la fortaleza mental –aquello en lo que se basa la resiliencia– asimismo depende del estado físico. *¿Has visto que cuando estás bien con tu cuerpo te sientes en armonía?*

¿Más seguro, más estable? No se trata solo de la imagen del espejo, sino de que un estilo de vida saludable ayuda a mejorar la predisposición mental y emocional, permitiéndonos reaccionar sin tanta locura y ansiedad. Porque el ejercicio también canaliza mucho, actuando como una suerte de catarsis en la que se descarga la toxicidad del día. Y si estás menos cargado, tienes más claridad mental para reaccionar y no corres el riesgo de que cualquier adversidad te dispare una pequeña crisis. Podría decirse incluso que el ejercicio físico te ayuda a evolucionar, y encontrar tu versión más calma y lógica. En todo sentido, te hace más fuerte.

Dentro del mismo concepto de entrenamiento, hay ciertas elecciones que te pueden dar todavía más herramientas en el camino de la resiliencia. Como desafiarte. Si haces todos los días la misma clase de localizada con el mismo profesor, no solo tus músculos se van a acostumbrar y dejar de responder, sino que hasta es probable que te aburras y abandones. Y claro, que emocionalmente no ganes nada en el proceso. Si en cambio encaras el ejercicio como un espacio en el que desafiar tus límites, y un día sales a andar en rollers, otro haces trekking, otro te anotas en una clase de zumba y al siguiente te subes a una mountain bike, seguro no solo encuentres algo que te apasione y entonces entrenar ya no sea una obligación, sino que además vas a estar forzando a tu cuerpo y mente a salir de su zona de confort, y por ende a tener que desarrollar nuevas capacidades de adaptación para enfrentar lo mejor posible esa circunstancia. Vas a estar ampliando tu umbral de resiliencia. Y cuando quieras acordarte, vas a poder desenvolverte con naturalidad también en esos escenarios. Yo antes no podía leer, sentía que pasaba las páginas y no me quedaba nada.

Después de meses de intentarlo con propósito y convicción, ahora leo de corrido y recuerdo todo. El placer y éxtasis que sentí cuando corrí mis primeros 10 kilómetros fueron tan increíbles que los recuerdo hasta hoy. En mi cabeza, había escalado el Everest. Enfrentar algo que creí que no podía hacer y probarme que estaba equivocado me hizo, además, fortalecer mi autoconfianza y empezar a pensar en las cosas para las que podía descubrirme capaz. En ese camino, mi próximo desafío es aprender inglés.

Modelos mentales

En el posgrado de Liderazgo que estoy realizando tengo una profesora que comienza todas sus clases pidiéndonos a los alumnos que hagamos un chequeo de nuestros días. La mayoría dice cosas como "tuve un día tremendo y estoy cansada", "me estoy cambiando de trabajo y no logro ponerme al día", "me peleé con Fulano y estoy enojado". Pareciera que todos están viviendo una vida que no los conforma, y aun así se quedan en el molde. Cuando me llega el turno a mí, me gusta responder cosas como "trabajé feliz

> **Enfrentar algo que creí que no podía hacer y probarme que estaba equivocado me hizo, además, fortalecer mi autoconfianza y empezar a pensar en las cosas para las que podía descubrirme capaz.**

doce horas dando clases y ahora estoy acá, en este posgrado que elegí hacer, contentísimo de seguir aprendiendo". Me gusta descolocarlos y mostrarles otra mirada.

Existen distintos modelos mentales con los que vemos el mundo. Son mecanismos del pensamiento con los que intentamos explicar cómo funciona el contexto que nos rodea, suerte de anteojos que nos ponemos para mirar. Todos tenemos varios, y los vamos aplicando a diferentes situaciones. En ocasiones hasta los compartimos con otros, coincidiendo en la visión que tenemos de algo (aunque existen tantos modelos mentales como individuos sobre este planeta). Lo más común es pensarlos como algo negativo. Como un prejuicio o preconcepto que tenemos sobre un determinado tema o circunstancia. Pero una mirada optimista puede transformar a estos modelos en una gran caja de herramientas a partir de la cual podemos construir y comunicarnos mejor.

Es decir, podemos elegir cómo mirar la vida. Y hacer el esfuerzo para que esta mirada sea positiva también es parte del camino a la resiliencia. Si todos mis compañeros están permanentemente cansados es porque algo mal están haciendo. Es tiempo de cambiarse los anteojos y replantearse la vida. Porque eso no es adaptación, es conformismo. Y aquí llegamos a una gran lección que aprendí leyendo a Shawn Achor y Michelle Gielan (reconocidos oradores que aseguran especializarse en "la búsqueda de la felicidad"), la resiliencia consiste en recuperarse, no en aguantar. Es recuperarse para al otro día empezar a pensar cómo cambiar y avanzar. No es tragarse el veneno y aceptarlo como algo normal, ni mantenerse en lo mediocre. Es superar el mal momento de la mejor manera, y aprender del proceso.

Otros buenos hábitos

Además del ejercicio, hay otros hábitos que pueden hacerte más resiliente.

- **En principio, rodearse de personas con actitud positiva.**

Está claro que el entorno juega un papel preponderante en nuestro estado de ánimo, y así como las personas tóxicas despliegan su toxicidad y contaminan todo alrededor, lo mismo sucede, para bien, con las personas optimistas, alegres y empáticas. Teniendo esa visión y enfoque es mucho más fácil empezar a pensar en cómo superar las adversidades.

- **Tener diálogos con uno es otra clave.**

Siempre recomiendo tomarse un café con uno mismo y evaluar realmente cómo estás y te sientes, qué te pasa. Esto ayuda a que cuando llegan los problemas, entiendas mejor cómo te están afectando y qué podrías hacer al

> **La resiliencia consiste en recuperarse, no en aguantar. Es recuperarse para al otro día empezar a pensar cómo cambiar y avanzar. No es tragarse el veneno y aceptarlo como algo normal, ni mantenerse en lo mediocre. Es superar el mal momento de la mejor manera, y aprender del proceso.**

respecto. La gente no suele hacerse ese tiempo personal, y es muy importante para poder estar centrados y mantener pensamientos positivos. Mis diálogos internos a las 4:30 de la mañana, cuando me levanto a leer a Robin Sharma, escribir e inspirarme para el día, son grandes guías que me permiten enfrentar la vida como un aprendizaje permanente.

- **Mantener el sentido del humor también es muy importante.**

Parece algo tonto o incluso muy difícil en momentos de reales tragedias, pero todo empieza relativizando los pequeños dramas diarios, aprendiendo a no darle importancia a lo que no lo tiene, y poniendo en su lugar a los verdaderos problemas. Esto está muy en línea con mantener pensamientos positivos, porque pensar en negativo es la forma más rápida de desencadenar emociones negativas. Controlar esa tendencia de nuestra mente nos permitirá ser más capaces de confrontar la adversidad.

- **Otro punto es evitar la negación.**

Este es un escudo muy común cuando ocurren cosas malas: evitar pensar en eso y seguir la vida como si nada. Pero, cuanto más demores en enfrentarlo, más tardarás en sanar. Asumir el momento presente permitirá aceptar que no tenemos control sobre lo que sucede, pero sí sobre cómo actuamos con eso que nos pasa. De ahí nacerá nuestra fortaleza, en la que tendremos que apoyarnos para afrontar el momento. Porque resiliencia también es entrenar la voluntad, el músculo más difícil de todos.

Una confesión personal

Finalmente, te comparto una confesión personal. En los últimos tiempos me estuve sintiendo un poco peleado con mi cuerpo. Estoy trabajando más horas que nunca, haciendo un posgrado y también un curso de escritura, leyendo mucho y escribiendo este libro. Se me va el día y, aunque me levante a las 4:30 de la mañana, no logro encontrar el momento para hacer actividad física para mí, más allá de las clases que marco. Y aunque no estoy peleado con mi cabeza en absoluto, estoy empezando a pagar el precio de que mi cuerpo no esté en su mejor momento. Verme mal me afecta el ánimo, y por ende los pensamientos y la autoestima. Si nuestro cuerpo no nos acompaña, pagamos el precio. Si bien nunca fui un Adonis, promuevo la actividad física moderada y siempre en pos de la salud mucho más que la estética, y no estaba pudiendo hacer eso por mí. Pero en una de mis charlas conmigo mismo me sinceré también sobre este tema, y decidí tomar las riendas. Hace algunas semanas retomé mi rutina de ejercicios cardiovasculares y mis flexiones, y ya me estoy sintiendo mucho mejor, energizado. Estoy volviendo a las fuentes: buena nutrición, más descanso y entrenamiento. Mi resiliencia se activa porque aunque a veces me aleje del eje, siempre encuentro la forma de volver.

Resiliencia también es entrenar la voluntad, el músculo más difícil de todos.

Capítulo 16

Mis frases inspiracionales

Desde que escribo, leo más que nunca. Y en ese camino, suelo cruzarme con frases o párrafos enteros que me impactan. Son momentos en los que me parece que el autor me está hablando únicamente a mí, y que me hacen sentir en una charla íntima en la que soy comprendido al ciento por ciento. De hecho, si estoy mal suelo sentarme a leer, porque me da paz y me devuelve el foco. Por eso cada uno de mis libros está subrayado y resaltado, lleno de colores y marcas. Porque vuelvo a los que me tocaron cada vez que lo necesito, para buscar inspiración y guía, y para recordarme también cuáles son las cuestiones que importan en la vida.

Muchas de estas frases las subo a diario a mi cuenta de Instagram (@daniel_tangona), y suelen despertar gran repercusión. Me doy cuenta de que a la gente le gustan y que les sucede algo parecido a mí: los estimula a seguir adelante con sus proyectos y sueños. A la vez, encuentran un espacio en las redes en el que hablar de algo un poco más profundo en vez de solo poner "like" y seguir de largo.

Pero, como en las redes todo es un poco efímero, quise rescatar algunas de esas frases de mis grandes lecturas y volcarlas aquí, para no olvidarlas y para que puedas volver a ellas cuando las necesites. Son frases sobre la vida, el amor y los vínculos, pero sobre todo sobre el desarrollo personal. En mi caso, son citas que me ayudaron a crear situaciones que hicieron a este entrenador holístico que soy hoy.

"He buscado el sosiego por todas partes, y no lo he encontrado sino en un rincón apartado, con un libro en las manos".

Tomás de Kempis

———◦✕◦———

"Cada persona está luchando una batalla de la que tú no sabes nada, sé amable siempre".

———◦✕◦———

"Ten cuidado a quien pides consejos. Yo recibo consejos de personas que están donde quiero llegar".

Robert Kiyosaki

———◦✕◦———

"La fórmula para el éxito no es no equivocarse, sino aprender rápido de los errores".

Alejandro Melamed

———◦✕◦———

"En vez de preguntarte cuándo serán tus próximas vacaciones, mejor construye una vida de la que no necesites escapar".

Seth Godin

"Tenemos un cerebro, un cuerpo y una vida, de lo que hagamos con las dos primeras depende la última".

Borja Bandera

———◆✕◆———

"Ni el nacimiento ni la muerte tienen remedio; disfrutemos, pues, del intervalo".

George Santayana

———◆✕◆———

"Madurar es aprender a querer bonito, extrañar en silencio, recordar sin rencores y olvidar despacito".

Frida Kahlo

———◆✕◆———

"Los gimnasios se llenan y las librerías se vacían, creando generaciones en forma sin nada que decir".

———◆✕◆———

"Para los jóvenes, la muerte es un naufragio. Para los viejos, es llegar a puerto".

Baltasar Gracián

———◆✕◆———

"No prometas cuando estás feliz, no respondas cuando estás enojado, no decidas cuando estás triste".

———◆✕◆———

"Hay dos lobos peleando dentro de tu corazón. Uno se llama Miedo, el otro se llama Amor. ¿Sabes quién gana? El que alimentas".

Leyenda Cherokee

Y me permito cerrar con una mía, que resume bastante bien la idea de este libro:

Lo que no hagas por ti mismo, no lo hará nadie.
Sé egoísta, sin lastimar a otros, pero dedícate el
tiempo necesario, porque esa es la única y verdadera
inversión para tu crecimiento personal.

———•✕•———

Índice